Isabella Fischer

Dieta Antinfiammatoria

Rafforza il tuo sistema immunitario, perdi peso e
salvaguarda la tua salute

Sommario

Capitolo 1 – Introduzione alla dieta antifiammatoria

La dieta antinfiammatoria mira a ridurre l'infiammazione nel corpo in generale, inclusa l'infiammazione a basso livello che può contribuire allo sviluppo di malattie croniche. Questa dieta può essere utile per ridurre l'infiammazione sistemica, che coinvolge il sistema immunitario e può influenzare diversi tessuti e organi del corpo.

Alcuni dei tipi di infiammazione che questa dieta può aiutare a mitigare includono:

- **Infiammazione cronica di basso grado.** Questo tipo di infiammazione è caratterizzata da livelli lievemente elevati di citochine infiammatorie nel corpo. Può essere associata a condizioni come malattie cardiache, diabete, obesità, artrite, malattie autoimmuni e alcuni tipi di cancro.
- **Infiammazione sistemica.** Questa è un'infiammazione diffusa nel corpo che coinvolge il sistema immunitario. Può essere causata da molteplici fattori, come una dieta malsana, stress cronico, mancanza di attività fisica e altre abitudini di vita non salutari.
- **Infiammazione dell'intestino.** L'infiammazione nell'intestino, che è spesso associata a condizioni come sindrome dell'intestino irritabile (IBS), malattia infiammatoria intestinale (come la colite ulcerosa o la malattia di Crohn) e intolleranze alimentari.
- **Infiammazione articolare.** Le infiammazioni articolari comprendono artriti o altre condizioni reumatiche che causano infiammazione e dolore articolare.
- **Infiammazione delle vie respiratorie.** Una dieta antinfiammatoria può anche contribuire a ridurre l'infiammazione delle vie respiratorie, come in caso di allergie, asma e bronchite.

Oltre l'alimentazione ci sono altri fattori che possono influenzare lo stato infiammatorio del nostro corpo:

- **lo stress cronico** può influire negativamente sul sistema immunitario
- **la qualità del sonno**; la mancanza di sonno o un sonno disturbato possono aumentare l'infiammazione nel corpo. È fondamentale adottare una routine di sonno regolare, creare un ambiente favorevole al riposo e adottare pratiche rilassanti prima di coricarsi per fa vorire un sonno riposante e ridurre l'infiammazione.
- **l'attività fisica regolare** ha dimostrato di avere effetti antinfiammatori. L'esercizio fisico moderato può contribuire a ridurre l'infiammazione nel corpo, migliorare la sensibilità insulinica e promuovere la salute cardiovascolare. L'inclusione di attività fisica nella routine quotidiana può quindi essere un prezioso strumento nella gestione dell'infiammazione.
- **il controllo del peso** è un fattore cruciale. L'obesità è associata all'infiammazione cronica, poiché il tessuto adiposo produce sostanze infiammatorie. Mantenere un peso sano attraverso una combinazione di alimentazione equilibrata e attività fisica regolare può contribuire a ridurre l'infiammazione nel corpo.

Questo libro si propone di fornire ai lettori una guida completa per utilizzare la dieta e le abitudini alimentari come strumenti efficaci per combattere l'infiammazione nel corpo. L'obiettivo principale del libro è fornire informazioni dettagliate e pratiche su come adottare una dieta antinfiammatoria per migliorare la salute generale e ridurre il rischio di malattie croniche.

Il libro fornirà una lista di alimenti che hanno proprietà antinfiammatorie e che possono essere facilmente inclusi nella dieta quotidiana. Saranno presentati suggerimenti e ricette per la preparazione di pasti sani e gustosi. Saranno inclusi anche suggerimenti su come fare scelte alimentari consapevoli quando si è fuori casa.

Attraverso il libro, i lettori saranno in grado di apprendere come pianificare e seguire una dieta antinfiammatoria personalizzata, scegliendo gli alimenti giusti e adottando uno stile di vita equilibrato.

Saranno incoraggiati a fare scelte consapevoli per migliorare la loro salute generale, perdere peso, rafforzare il sistema immunitario e salvaguardare la loro salute a lungo termine.

Attraverso l'implementazione delle strategie consigliate nel libro, i lettori potranno ridurre l'infiammazione cronica nel loro corpo, prevenire o gestire le malattie croniche correlate all'infiammazione e migliorare la loro qualità di vita complessiva.

L'obiettivo finale del libro è quello di ispirare e motivare i lettori a intraprendere un percorso verso una vita più sana, fornendo loro le conoscenze e gli strumenti necessari per farlo. Attraverso la comprensione dell'infiammazione e il potere della dieta e dello stile di vita, i lettori saranno in grado di prendere decisioni consapevoli e positive per migliorare la loro salute e il loro benessere complessivi.

<u>È importante sottolineare che la dieta antinfiammatoria non è una cura per le malattie o un trattamento medico. Tuttavia, può essere utilizzata come parte di un approccio olistico per promuovere la salute generale, ridurre l'infiammazione nel corpo e migliorare il benessere complessivo. Se si soffre di condizioni mediche specifiche, è sempre consigliabile consultare un medico o un professionista sanitario prima di apportare cambiamenti significativi alla propria dieta o stile di vita.</u>

Capitolo 2 – Approfondiamo gli effetti della dieta antinfiammatoria

La dieta svolge un ruolo fondamentale nella regolazione dell'infiammazione nel nostro corpo. Le scelte alimentari che facciamo possono influenzare l'equilibrio infiammatorio nel sistema immunitario e avere un impatto significativo sulla salute generale.

Gli alimenti che consumiamo contengono sostanze bioattive, come antiossidanti e composti fitochimici, che possono svolgere un ruolo chiave nella regolazione dell'infiammazione. Ad esempio, gli antiossidanti aiutano a contrastare lo stress ossidativo e a ridurre l'infiammazione associata. Alimenti ricchi di antiossidanti, come frutta e verdura colorate, bacche, noci e semi, possono quindi avere un effetto antinfiammatorio nel corpo.

Inoltre, la dieta può influenzare la composizione del microbiota intestinale, cioè la comunità di batteri benefici che risiede nel nostro intestino. Un microbiota intestinale equilibrato è essenziale per la salute generale e può influenzare l'infiammazione. Una dieta ricca di fibra alimentare, come quella basata su frutta, verdura, cereali integrali e legumi, favorisce la crescita di batteri benefici nell'intestino, che producono sostanze antinfiammatorie.

D'altra parte, una dieta ricca di alimenti trasformati, zuccheri raffinati, grassi saturi e oli vegetali ad alto contenuto di acidi grassi omega-6 può promuovere l'infiammazione nel corpo. Questi alimenti possono attivare le vie infiammatorie e favorire uno squilibrio nell'equilibrio infiammatorio.

Un altro aspetto importante è l'equilibrio tra acidi grassi omega-3 e omega-6 nella dieta. Gli acidi grassi omega-3, presenti in alimenti come pesce grasso, semi di lino e noci, hanno proprietà antinfiammatorie, mentre gli acidi grassi omega-6, presenti in oli vegetali come olio di girasole e olio di mais, possono promuovere l'infiammazione se consumati in eccesso. Mantenere un adeguato equilibrio tra questi due tipi di acidi grassi può contribuire a ridurre l'infiammazione nel corpo.

<u>È importante sottolineare che non esiste una dieta antinfiammatoria universale che funzioni per tutti allo stesso modo. Ogni individuo è unico e può rispondere in modo diverso agli alimenti. Tuttavia, ci sono linee guida generali che possono essere seguite.</u>

Una dieta antinfiammatoria si basa principalmente su alimenti interi, non trasformati e ricchi di nutrienti. Questi alimenti forniscono antiossidanti, vitamine, minerali e fibre che possono aiutare a ridurre l'infiammazione nel corpo.

Allo stesso tempo, è importante limitare o evitare alimenti che possono favorire l'infiammazione. Questi includono zuccheri raffinati, carboidrati raffinati, grassi saturi, oli vegetali ad alto contenuto di omega-6 e cibi trasformati. Ridurre l'assunzione di queste sostanze può aiutare a mantenere un equilibrio infiammatorio sano nel corpo.

È importante sottolineare che la dieta antinfiammatoria dovrebbe essere considerata come una scelta di vita a lungo termine anziché una soluzione temporanea. Non si tratta solo di fare scelte alimentari occasionali, ma di adottare un approccio globale che promuova la salute generale.

Riassumendo, i principi chiave su cui si basa la dieta antinfiammatoria includono:

✓ **Alimenti antinfiammatori**. La dieta si concentra sull'incorporazione di alimenti che hanno proprietà antinfiammatorie. Questi alimenti includono frutta e verdura colorate, bacche, pesce grasso ricco di omega-3, noci, semi, spezie come curcuma e zenzero, e oli vegetali sani come l'olio d'oliva.

✓ **Fibra alimentare**. La dieta antinfiammatoria è ricca di fibra alimentare proveniente da fonti come frutta, verdura, cereali integrali e legumi. La fibra alimentare aiuta a regolare il sistema digestivo, promuove una buona salute intestinale e può ridurre l'infiammazione nel corpo.

✓ **Equilibrio degli acidi grassi**. L'equilibrio tra acidi grassi omega-3 e omega-6 è importante nella dieta antinfiammatoria. Gli acidi grassi omega-3, presenti in alimenti come pesce grasso, semi di lino e noci, hanno proprietà antinfiammatorie, mentre gli acidi grassi omega-6, presenti in oli vegetali come olio di girasole e olio di mais, possono promuovere l'infiammazione se consumati in eccesso. Mantenere un equilibrio adeguato tra questi due tipi di acidi grassi può aiutare a ridurre l'infiammazione nel corpo.

✓ **Riduzione di alimenti infiammatori**. La dieta antinfiammatoria riduce o limita alimenti che possono favorire l'infiammazione cronica, come zuccheri raffinati, carboidrati raffinati, grassi saturi, oli vegetali ad alto contenuto di omega-6 e cibi trasformati. Ridurre l'assunzione di queste sostanze può contribuire a mantenere un equilibrio infiammatorio sano nel corpo.

✓ **Alimentazione equilibrata**. La dieta antinfiammatoria si basa su un'alimentazione equilibrata e varia, che include una combinazione di nutrienti essenziali come proteine, carboidrati complessi, grassi sani, vitamine e minerali. Questo approccio garantisce che il corpo riceva tutti i nutrienti necessari per sostenere la salute generale e ridurre l'infiammazione.

✓ **Stile di vita sano**. La dieta antinfiammatoria è spesso associata a uno stile di vita sano complessivo. Oltre alla scelta di cibi antinfiammatori, è importante adottare altre abitudini salutari come l'esercizio fisico regolare, la gestione dello stress, il sonno di qualità e l'evitare o ridurre il consumo di alcol e tabacco. Questi fattori combinati possono contribuire a ridurre l'infiammazione cronica nel corpo.

Nella dieta antinfiammatoria, è importante comprendere la **differenza tra gli alimenti antinfiammatori e quelli pro-infiammatori**. Alcuni alimenti sono noti per le loro proprietà antinfiammatorie, mentre altri possono promuovere l'infiammazione nel corpo.

Alimenti antinfiammatori.

- ✓ **Frutta e verdura.** La frutta e la verdura sono pilastri della dieta antinfiammatoria. Sono ricchi di antiossidanti, vitamine, minerali e fibre che aiutano a ridurre l'infiammazione nel corpo. Alcune delle opzioni più antinfiammatorie includono bacche, agrumi, melograni, spinaci, cavoli, broccoli, carote e peperoni. Questi alimenti forniscono una vasta gamma di nutrienti essenziali e composti fitochimici che hanno dimostrato di avere proprietà antinfiammatorie.

- ✓ **Pesce grasso ricco di omega-3.** Il pesce grasso come il salmone, le sardine, il tonno e le aringhe sono eccellenti fonti di acidi grassi omega-3, che sono noti per le loro proprietà antinfiammatorie. Gli omega-3 riducono la produzione di citochine infiammatorie nel corpo e promuovono la produzione di mediatori infiammatori che hanno effetti protettivi. Si consiglia di consumare pesce grasso almeno due volte alla settimana per beneficiare dei suoi effetti antinfiammatori.

- ✓ **Noci e semi.** Le noci e i semi, come le mandorle, le noci del Brasile, i semi di lino e i semi di chia, sono ricchi di antiossidanti, acidi grassi omega-3 e fibre. Questi alimenti hanno dimostrato di avere effetti antinfiammatori nel corpo. Le noci e i semi possono essere consumati come spuntini sani o aggiunti a insalate, cereali o yogurt per arricchire la dieta con i loro benefici antinfiammatori

✓ **Oli vegetali sani**. Gli oli vegetali sani, come l'olio d'oliva extravergine, l'olio di avocado e l'olio di cocco, contengono antiossidanti e acidi grassi monoinsaturi che possono aiutare a ridurre l'infiammazione. L'olio d'oliva, in particolare, è noto per le sue proprietà antinfiammatorie e dovrebbe essere utilizzato come principale fonte di grassi nella dieta antinfiammatoria.

✓ **Spezie ed erbe**. Molte spezie ed erbe sono state studiate per le loro proprietà antinfiammatorie. La curcuma, ad esempio, contiene un potente composto chiamato curcumina, che ha dimostrato di ridurre l'infiammazione nel corpo. Altre spezie antinfiammatorie includono lo zenzero, il pepe nero, la cannella e l'origano. L'uso regolare di queste spezie ed erbe nella preparazione dei pasti può contribuire ad aumentare l'apporto di composti antinfiammatori nella dieta.

Alimenti pro-infiammatori:

o **Alimenti ad alto contenuto di zuccheri raffinati**. Zuccheri raffinati come il glucosio, il fruttosio e lo zucchero bianco sono noti per innescare l'infiammazione nel corpo. Dolci, bevande zuccherate, dolcificanti artificiali e cibi ricchi di zuccheri aggiunti dovrebbero essere ridotti al minimo nella dieta antinfiammatoria.

o **Carboidrati raffinati**. Cibi a base di farine raffinate, come pane bianco, pasta, prodotti da forno e snack confezionati, possono aumentare l'infiammazione nel corpo. Questi alimenti hanno un alto indice glicemico e possono causare picchi di zucchero nel sangue, innescando una risposta infiammatoria.

o **Grassi saturi e oli vegetali ad alto contenuto di omega-6**. Alimenti ricchi di grassi saturi, come carne rossa, burro, latticini ad alto contenuto di grassi e cibi fritti, possono promuovere l'infiammazione. Allo stesso tempo, oli vegetali ad alto contenuto di acidi grassi omega-6 come l'olio di girasole, l'olio di mais e l'olio di soia possono aumentare l'infiammazione se consumati in eccesso. È consigliabile ridurre l'assunzione di questi alimenti nella dieta antinfiammatoria.

o **Cibi trasformati**: I cibi trasformati come snack confezionati, cibi pronti, cibi surgelati, bevande gassate e cibi ricchi di conservanti, coloranti e additivi possono contenere ingredienti che promuovono l'infiammazione. Questi alimenti spesso contengono grassi saturi, oli vegetali ad alto contenuto di omega-6, zuccheri raffinati e additivi che possono contribuire all'infiammazione cronica nel corpo.

È importante notare che la dieta antinfiammatoria non richiede l'eliminazione completa degli alimenti pro-infiammatori, ma piuttosto una riduzione dell'assunzione e un equilibrio generale verso alimenti antinfiammatori. La chiave è creare una dieta bilanciata che favorisca l'apporto di alimenti che riducono l'infiammazione e limiti l'assunzione di alimenti che promuovono l'infiammazione.

La dieta dovrebbe essere basata su alimenti freschi, non trasformati e di alta qualità, privilegiando l'assunzione di alimenti biologici, quando possibile.

Inoltre, è importante prestare attenzione alla qualità e alle modalità di preparazione degli alimenti. La cottura eccessiva o l'uso di metodi di cottura ad alta temperatura possono ridurre il contenuto di nutrienti e promuovere la formazione di sostanze infiammatorie. Si consiglia di privilegiare metodi di cottura come la cottura al vapore, la cottura al forno, la grigliatura o la cottura a bassa temperatura

Nella dieta antinfiammatoria, l'equilibrio è un concetto fondamentale. È importante adottare un approccio equilibrato che comprenda sia la moderazione che la varietà degli alimenti.

Ecco perché l'equilibrio è cruciale per una dieta antinfiammatoria di successo e bisogna seguire questi punti:

➢ **Moderazione.** La moderazione implica consumare gli alimenti in quantità adeguate. Anche se alcuni alimenti sono considerati antinfiammatori, è importante non esagerare nel consumo.

➢ **Varietà.** La varietà alimentare è essenziale per garantire l'assunzione di un ampio spettro di nutrienti e composti antinfiammatori.

➢ **Fonti proteiche bilanciate.** Nella dieta antinfiammatoria, è importante ottenere una fonte equilibrata di proteine.

➢ **Equilibrio degli acidi grassi omega-3 e omega-6**

➢ **Ascolta il tuo corpo.** Ogni individuo è unico e potrebbe avere reazioni diverse agli alimenti. È importante ascoltare il tuo corpo e capire come reagisce agli alimenti che consumi.

➢ **Adattamento alle esigenze personali.** Ogni individuo ha esigenze nutrizionali e di salute uniche. Ciò significa che la dieta antinfiammatoria potrebbe richiedere alcune personalizzazioni in base alle tue esigenze specifiche. Ad esempio, se sei vegetariano o vegano, dovrai cercare alternative alle fonti animali di proteine e acidi grassi omega-3. Un dietista specializzato o un professionista della salute può aiutarti a personalizzare la tua dieta antinfiammatoria in base alle tue esigenze.

- ➤ **Sperimentazione e aggiustamenti**. La dieta antinfiammatoria può richiedere un po' di sperimentazione per trovare ciò che funziona meglio per te. Osserva attentamente come il tuo corpo reagisce agli alimenti e fai eventuali aggiustamenti necessari. Potresti scoprire che alcuni alimenti antinfiammatori specifici hanno un impatto più positivo sulla tua salute rispetto ad altri. Mantieni un atteggiamento aperto verso la sperimentazione e fai piccoli cambiamenti gradualmente per determinare ciò che funziona meglio per te.

Capitolo 3- Guida pratica agli alimenti antinfiammatori

Gli alimenti antinfiammatori sono fondamentali nella dieta antinfiammatoria, poiché contengono sostanze che aiutano a ridurre l'infiammazione nel corpo e promuovono la salute generale. Questi alimenti sono ricchi di nutrienti, antiossidanti e composti bioattivi che agiscono sinergicamente per contrastare l'infiammazione cronica.

Ecco una panoramica degli alimenti antinfiammatori e perché sono importanti.

La frutta e la verdura sono elementi essenziali nella dieta antinfiammatoria, in quanto sono ricchi di antiossidanti, vitamine, minerali e fibre che aiutano a ridurre l'infiammazione nel corpo.

Ecco un elenco di alcuni frutti e verdure consigliati:

✓ **Bacche**. Le bacche, come i mirtilli, le fragole, i lamponi e i mirtilli rossi, sono tra i frutti più antinfiammatori. Sono ricche di antiossidanti, tra cui antocianine e vitamina C, che aiutano a contrastare i danni causati dai radicali liberi e a ridurre l'infiammazione. Le bacche possono essere consumate fresche, aggiunte a smoothie, cereali o insalate, o utilizzate per preparare salse o dessert salutari.

✓ **Agrumi**. Gli agrumi, come arance, limoni, lime e pompelmi, sono noti per il loro alto contenuto di vitamina C e antiossidanti. La vitamina C è un potente antiossidante che aiuta a ridurre l'infiammazione e a rafforzare il sistema immunitario. Gli agrumi possono essere consumati freschi, spremuti per ottenere succo o utilizzati come condimento per insalate o piatti a base di pesce.

✓ **Verdure a foglia verde scuro.** Le verdure a foglia verde scuro, come spinaci, cavoli, bietole e cavoli ricci, sono ricche di antiossidanti, vitamine, minerali e fibre. Contengono anche composti fitochimici come il sulforafano e il glucosinolato che hanno proprietà antinfiammatorie. Le verdure a foglia verde scuro possono essere consumate crude in insalate, cotte al vapore, saltate in padella o aggiunte a zuppe e stufati.

- ✓ **Crucifere**. Le verdure crucifere, come broccoli, cavolfiore, cavoli e cavolini di Bruxelles, sono tra le verdure più nutrienti e antinfiammatorie. Sono ricche di vitamine, minerali e composti fitochimici, tra cui il sulforafano, che ha dimostrato di avere effetti antinfiammatori e protettivi contro le malattie. Le verdure crucifere possono essere consumate cotte al vapore, al forno, saltate in padella o aggiunte a insalate e piatti a base di pasta.

- ✓ **Peperoni**. I peperoni, soprattutto quelli di colore rosso, giallo e arancione, sono ricchi di vitamina C, antiossidanti e carotenoidi. Questi nutrienti aiutano a ridurre l'infiammazione e a rafforzare il sistema immunitario. I peperoni possono essere consumati crudi in insalate, grigliati, ripieni o utilizzati come condimento per piatti salati.

- ✓ **Pomodori**. I pomodori sono una buona fonte di licopene, un potente antiossidante che conferisce loro il caratteristico colore rosso. Il licopene ha dimostrato proprietà antinfiammatorie e può contribuire a ridurre il rischio di malattie infiammatorie. I pomodori possono essere consumati freschi, cotti, utilizzati in salse o zuppe, o aggiunti a insalate.

- ✓ **Zenzero**. Anche se tecnicamente non è né un frutto né una verdura, lo zenzero è un potente alimento antinfiammatorio. Contiene composti attivi come gingeroli e shogaoli che hanno dimostrato proprietà antinfiammatorie. Lo zenzero può essere utilizzato fresco, in polvere o come tisana e può essere aggiunto a piatti salati o dolci per dare sapore e benefici antinfiammatori.

✓ **Cipolle e aglio**. Le cipolle e l'aglio appartengono alla famiglia delle Allium e sono conosciute per le loro proprietà antinfiammatorie. Contengono composti solforati che possono ridurre l'infiammazione nel corpo e fornire altri benefici per la salute. Possono essere aggiunti a numerose preparazioni culinarie per dare sapore e benefici antinfiammatori.

È importante includere una varietà di frutta e verdura nella dieta antinfiammatoria per garantire un'ampia gamma di nutrienti e composti antinfiammatori. Cerca di consumarle fresche, preferibilmente di stagione e biologiche, per massimizzare i benefici per la salute. Puoi scegliere di consumarle crude, cotte, grigliate, al vapore o in altre forme di preparazione a seconda dei tuoi gusti e preferenze.

Ricorda che l'equilibrio e la varietà sono fondamentali. Non limitarti a un solo tipo di frutto o verdura, ma cerca di includere diverse varietà nella tua dieta per massimizzare l'apporto di nutrienti e composti antinfiammatori.

Le proteine sono nutrienti essenziali nella dieta antinfiammatoria e sono fondamentali per la riparazione e la crescita dei tessuti, nonché per la funzione del sistema immunitario. È importante scegliere fonti di proteine sane che possano contribuire alla riduzione dell'infiammazione nel corpo. Ecco una panoramica delle proteine antinfiammatorie, con un focus su pesci, legumi e altre fonti di proteine sane:

✓ **Pesci grassi**. I pesci grassi, come il salmone, le sardine, il tonno, l'aringa e il merluzzo nero, sono ricchi di acidi grassi omega-3. Gli omega-3 sono noti per le loro proprietà antinfiammatorie e possono aiutare a ridurre l'infiammazione nel corpo. Si consiglia di consumare pesci grassi almeno due volte a settimana per ottenere un adeguato apporto di omega-3. È importante scegliere pesci provenienti da fonti sostenibili e privi di contaminanti ambientali come il mercurio.

✓ **Legumi**. I legumi, come fagioli, lenticchie, ceci e piselli, sono una fonte eccellente di proteine vegetali, fibre e nutrienti. Sono anche ricchi di fitonutrienti e antiossidanti che hanno effetti antinfiammatori. I legumi sono una scelta ideale per i vegetariani e i vegani che cercano fonti di proteine complete. Possono essere consumati in zuppe, insalate, stufati o come contorni. Includere una varietà di legumi nella dieta può fornire proteine di alta qualità e benefici antinfiammatori.

✓ **Carne magra e pollame**. Se preferisci fonti di proteine animali, è possibile scegliere carne magra, come carne di tacchino o pollo senza pelle. Queste carni sono ricche di proteine e hanno un contenuto di grassi più basso rispetto alle carni grasse. Tuttavia, è importante limitarne il consumo e scegliere tagli magri per ridurre l'apporto di grassi saturi. Si consiglia di evitare carni processate o carni rosse ad alto contenuto di grassi saturi, poiché possono contribuire all'infiammazione nel corpo.

✓ **Tofu e tempeh**. Il tofu e il tempeh sono fonti di proteine vegetali ricavate dalla soia. Sono opzioni ideali per i vegetariani e i vegani, in quanto forniscono proteine complete e contengono anche isoflavoni, che hanno dimostrato effetti antinfiammatori. Possono essere utilizzati in una varietà di piatti, come saltati in padella, aggiunti a zuppe o marinati come sostituti della carne.

✓ **Uova**. Le uova sono una fonte di proteine complete e sono ricche di nutrienti essenziali come vitamine del gruppo B, vitamina D e minerali. Sono un'opzione conveniente e versatile per aumentare l'apporto proteico nella dieta antinfiammatoria. Si consiglia di scegliere uova provenienti da allevamenti biologici o da polli alimentati con una dieta di alta qualità. È possibile includere le uova nella dieta consumandole bollite, strapazzate, in omelette o aggiungendole a insalate o piatti a base di verdure.

✓ **Noci e semi**. Anche se le noci e i semi sono principalmente fonti di grassi sani, sono anche una buona fonte di proteine vegetali. Le noci, come le mandorle, le noci del Brasile e le noci comuni, sono ricche di proteine, fibre, vitamine e minerali. I semi di chia, i semi di lino, i semi di canapa e i semi di girasole sono anche ricchi di proteine e contengono acidi grassi omega-3. Aggiungere una varietà di noci e semi nella tua dieta antinfiammatoria può contribuire a un adeguato apporto proteico e fornire benefici per la salute.

Cerca di variare le fonti di proteine, includendo sia fonti animali che vegetali, per ottenere un ampio spettro di nutrienti. Presta attenzione anche alle modalità di preparazione degli alimenti: evita fritture e cotture ad alte temperature che possono aumentare l'infiammazione nel corpo. Opta per metodi di cottura più sani come la cottura al vapore, la cottura al forno o la griglia.

Gli **acidi grassi omega-3** sono grassi essenziali che svolgono un ruolo chiave nella riduzione dell'infiammazione nel corpo. A questi fanno affiancati gli oli salutari ricchi di acidi grassi monoinsaturi e polinsaturi.

Per ottenere i benefici degli acidi grassi omega-3 e degli oli salutari, è consigliabile consumarli regolarmente nella dieta antinfiammatoria.

Ecco alcuni suggerimenti pratici:

✓ Consuma pesce grasso come salmone, sardine, tonno e aringhe almeno due volte a settimana per un adeguato apporto di EPA e DHA.

✓ Se sei vegetariano o vegano, integra la tua dieta con semi di lino, semi di chia e noci. Puoi macinare i semi di lino o di chia e aggiungerli a cereali, yogurt o frullati.

✓ Considera l'assunzione di integratori di olio di pesce

✓ Utilizza oli salutari come olio d'oliva extravergine, olio di avocado e olio di semi di lino nelle tue preparazioni culinarie. Preferisci l'olio d'oliva extravergine per condimenti a crudo e l'olio di avocado o di semi di lino per cucinare a basse temperature.

✓ Scegli alimenti ricchi di acidi grassi omega-3 e oli salutari come parte di pasti equilibrati e variegati. Combina pesce grasso, semi di lino o semi di chia con verdure a foglia verde, legumi, cereali integrali e altre fonti di proteine sane per ottenere un apporto completo di nutrienti antinfiammatori.

Oltre ai frutti, alle verdure, alle proteine e agli oli salutari, ci sono altri alimenti che sono considerati chiave nella dieta antinfiammatoria per le loro proprietà antinfiammatorie.

Ecco una panoramica di alcuni di essi:

✓ **Spezie**. Le spezie sono un modo delizioso per aggiungere sapore ai piatti e offrono anche benefici antinfiammatori. La curcuma è una delle spezie più potenti in questo senso, grazie al suo principio attivo, la curcumina, che ha dimostrato di avere proprietà antinfiammatorie. Puoi utilizzare la curcuma in polvere per condire i piatti o provare a fare il "latte d'oro" con latte vegetale, curcuma, pepe nero e altre spezie. Altre spezie benefiche includono lo zenzero, il pepe nero, la cannella, l'origano, il rosmarino e il prezzemolo.

✓ **Tè verde**: Il tè verde è ricco di antiossidanti, come le catechine, che hanno dimostrato proprietà antinfiammatorie. Bere regolarmente tè verde può aiutare a ridurre l'infiammazione nel corpo. Puoi goderti una tazza di tè verde caldo o freddo durante il giorno. È importante scegliere tè verde di alta qualità per massimizzare i benefici.

✓ **Cioccolato fondente**. Il cioccolato fondente con un alto contenuto di cacao (almeno il 70%) è una fonte di antiossidanti, flavonoidi e polifenoli che possono avere effetti antinfiammatori. Il consumo moderato di cioccolato fondente può apportare benefici per la salute. Assicurati di scegliere cioccolato fondente di qualità senza zuccheri aggiunti o grassi idrogenati.

✓ **Frutta disidratata** come le albicocche secche, le prugne secche e i datteri. Tuttavia, è importante consumare la frutta secca con moderazione a causa del suo alto contenuto calorico.

✓ **Peperoncino**. Il peperoncino contiene capsaicina, un composto che conferisce al peperoncino il suo sapore piccante. La capsaicina ha dimostrato di avere proprietà antinfiammatorie e può aiutare a ridurre l'infiammazione nel corpo.

Capitolo 4 - Dire Addio allo Zucchero

Lo zucchero è un ingrediente ampiamente utilizzato nella dieta moderna, ma il suo consumo eccessivo può avere un impatto negativo sulla nostra salute, incluso l'effetto sull'infiammazione nel corpo.

Quando si parla di zucchero, è importante fare una distinzione tra zuccheri naturalmente presenti negli alimenti, come quelli presenti nella frutta, e gli zuccheri aggiunti, come lo zucchero da tavola o lo zucchero aggiunto agli alimenti trasformati. Sono gli zuccheri aggiunti che rappresentano un problema significativo per la nostra salute.

L'assunzione eccessiva di zuccheri aggiunti può portare a un aumento dei livelli di zucchero nel sangue e dei livelli di insulina nel corpo. Questa risposta insulinica può innescare un processo infiammatorio nel corpo. Inoltre, l'eccesso di zuccheri può contribuire all'aumento di peso, all'obesità e all'accumulo di grasso viscerale, che sono correlati all'infiammazione cronica.

L'infiammazione cronica è un fattore di rischio per molte malattie, tra cui malattie cardiache, diabete, disturbi autoimmuni e alcune forme di cancro. L'infiammazione può danneggiare i tessuti e gli organi nel corpo e può compromettere la salute generale.

Inoltre, il consumo eccessivo di zucchero può portare a uno squilibrio nella composizione batterica nell'intestino, favorendo la crescita di batteri dannosi e riducendo la presenza di batteri benefici. Questo squilibrio può contribuire all'infiammazione nell'intestino e influire negativamente sulla salute del sistema digestivo e sul sistema immunitario.

È importante notare che non tutti gli zuccheri sono uguali e che la qualità e la quantità dell'assunzione di zuccheri possono fare la differenza. Gli zuccheri naturalmente presenti nella frutta, ad esempio, vengono accompagnati da fibre, vitamine e minerali, che moderano l'impatto sull'infiammazione rispetto agli zuccheri raffinati o aggiunti.

Per ridurre l'effetto dello zucchero sull'infiammazione e sulla salute generale, è consigliabile adottare le seguenti strategie:

- ✓ **Limitare gli zuccheri aggiunti**: riduci al minimo il consumo di cibi e bevande che contengono zuccheri aggiunti, come dolci, bevande gassate, succhi di frutta con zucchero aggiunto, dolciumi confezionati e cibi trasformati. Leggi attentamente le etichette degli alimenti per identificare gli zuccheri aggiunti nascosti sotto diversi nomi, come sciroppo di mais ad alto contenuto di fruttosio, zucchero di canna, melassa, maltodestrina, destrosio, ecc.

- ✓ **Scegli alternative naturali**: opta per dolcificanti naturali come stevia, eritritolo o xilitolo, che hanno un impatto minore sul livello di zucchero nel sangue. Puoi anche utilizzare spezie come cannella o vaniglia per aggiungere dolcezza senza l'aggiunta di zucchero.

- ✓ **Preferisci cibi integrali**: concentrati su una dieta basata su cibi integrali come frutta fresca, verdura, cereali integrali, legumi e proteine magre. Questi alimenti forniscono nutrienti essenziali e fibre che possono aiutare a moderare l'impatto dello zucchero sul corpo.

- ✓ **Bilancia i pasti**: combina zuccheri naturali, come quelli presenti nella frutta, con fonti di proteine e grassi sani per rallentare l'assorbimento dello zucchero nel sangue. Ciò può aiutare a mantenere stabili i livelli di zucchero nel sangue e ridurre l'impatto infiammatorio.

- ✓ **Fai scelte consapevoli**: sii consapevole delle tue scelte alimentari e riduci gradualmente l'assunzione di zuccheri aggiunti. Cerca alternative più salutari come snack a base di frutta o yogurt greco con frutta fresca invece di dolci confezionati.

✓ **Preparazione dei pasti fai-da-te**: prepara i pasti a casa utilizzando ingredienti freschi e sani. In questo modo avrai il controllo sui livelli di zucchero e potrai evitare l'aggiunta di zuccheri nascosti presenti nei cibi preconfezionati.

✓ **Mantieni uno stile di vita attivo**: l'attività fisica regolare può aiutare a controllare i livelli di zucchero nel sangue e a ridurre l'infiammazione nel corpo. Fai esercizio regolarmente e mantieni uno stile di vita attivo per favorire il benessere generale.

Leggere attentamente le etichette degli alimenti è fondamentale per individuare gli zuccheri nascosti e prendere decisioni consapevoli sulla quantità di zuccheri che si consuma. Ecco alcuni punti chiave da considerare quando si leggono le etichette degli alimenti:

➢ **Verifica la lista degli ingredienti**: gli ingredienti sono elencati in ordine decrescente di quantità; quindi, gli ingredienti presenti in maggior quantità sono elencati per primi. Cerca nomi di zuccheri aggiunti come "sciroppo di mais ad alto contenuto di fruttosio", "zucchero di canna", "saccarosio", "miele" o "melassa". Ricorda che gli zuccheri possono essere elencati con diversi nomi; quindi, fai attenzione a qualsiasi termine che indichi la presenza di zuccheri aggiunti.

➢ **Controlla la quantità di zuccheri totali**: trova la sezione "valori nutrizionali" sull'etichetta degli alimenti e individua la quantità di zuccheri totali. Tieni presente che la quantità di zuccheri elencata comprende sia gli zuccheri naturali presenti negli alimenti (come nella frutta) che gli zuccheri aggiunti. Cerca alimenti con un contenuto di zuccheri inferiore e fai confronti tra prodotti simili.

➢ **Valuta le dimensioni delle porzioni**: assicurati di tenere conto delle dimensioni delle porzioni quando guardi la quantità di zuccheri elencata. Spesso, l'etichetta può indicare il contenuto di zuccheri per una porzione molto più piccola di quanto si consumi effettivamente. Ad esempio, se un'etichetta indica 10 grammi di zuccheri per una porzione di 30 grammi, ma si consumano 60 grammi, significa che si sta effettivamente consumando il doppio della quantità di zuccheri indicata.

➢ **Ricerca alternative di zuccheri**: oltre a cercare la quantità di zuccheri totali, cerca anche altri ingredienti dolcificanti come sciroppo di mais ad alto contenuto di fruttosio, maltodestrina, destrosio, dolcificanti artificiali o dolcificanti a basso contenuto calorico. Ricorda che anche se questi dolcificanti possono avere un impatto minore sul livello di zucchero nel sangue, possono comunque essere utilizzati in eccesso e contribuire a una dipendenza dal sapore dolce.

➢ **Considera il rapporto tra zuccheri e fibre**: la presenza di fibre può influire sull'assorbimento dello zucchero nel sangue. Cerca alimenti che contengono fibre, poiché le fibre rallentano l'assorbimento degli zuccheri nel corpo. Scegli alimenti integrali, come cereali integrali, verdure e frutta, che offrono fibre e nutrienti essenziali insieme agli zuccheri naturali.

➢ **Fai attenzione agli alimenti confezionati e prodotti trasformati**: gli alimenti confezionati spesso contengono una quantità significativa di zuccheri aggiunti. Leggi attentamente le etichette degli alimenti come biscotti, dolciumi, cereali per la colazione, succhi di frutta, salse e condimenti. Cerca alternative più salutari con un contenuto di zuccheri inferiore o preferisci preparare questi alimenti in casa utilizzando ingredienti freschi e controllando la quantità di zuccheri aggiunti.

➤ **Familiarizza con i nomi degli zuccheri aggiunti**: gli zuccheri possono essere elencati con una varietà di nomi diversi. Conosci i termini che indicano la presenza di zuccheri aggiunti come "fruttosio", "saccarosio", "dextrosio", "malto", "siroppo di mais", "miele" e "melassa". Più conosci i vari nomi degli zuccheri, più sarai in grado di individuare gli zuccheri nascosti negli alimenti.

➤ **Fai affidamento su alimenti freschi**: opta per una dieta a base di alimenti freschi e non trasformati il più possibile. Frutta fresca, verdura, proteine magre, noci e semi sono opzioni nutrienti che tendono ad essere naturalmente a basso contenuto di zuccheri aggiunti. Riduci il consumo di alimenti confezionati e cerca di preparare i pasti da zero utilizzando ingredienti freschi.

➤ **Sii consapevole delle bevande**: le bevande possono rappresentare una fonte significativa di zuccheri aggiunti. Leggi attentamente le etichette delle bevande come succhi di frutta, bevande energetiche, bevande sportive, tè dolcificati e bevande gassate. Cerca alternative più salutari come acqua, tè non zuccherato o bevande aromatizzate naturalmente senza aggiunta di zuccheri.

➤ **Consulta un professionista della salute o un dietista**: Se hai difficoltà a interpretare le etichette degli alimenti o desideri ulteriori informazioni sulla riduzione dell'apporto di zuccheri nella tua dieta, rivolgiti a un professionista della salute o a un dietista. Possono fornirti consigli personalizzati e supporto nella gestione della tua alimentazione.

Se desideri ridurre l'uso di zuccheri raffinati nella tua dieta, ci sono diverse alternative più salutari e naturali che puoi considerare. Ecco alcuni dolcificanti che possono essere utilizzati come alternative agli zuccheri raffinati:

✓ **Stevia**: la stevia è un dolcificante naturale derivato dalle foglie della pianta di Stevia rebaudiana. Ha un sapore dolce senza apportare calorie ed è molto più dolce dello zucchero, quindi, è necessaria una quantità minore per ottenere lo stesso effetto dolce. La stevia può essere utilizzata sia nella sua forma liquida che in polvere ed è adatta per dolcificare bevande, dessert, cereali e altri alimenti.

✓ **Miele**: il miele è un dolcificante naturale prodotto dalle api. È ricco di antiossidanti e ha un sapore dolce distintivo. Tuttavia, va utilizzato con moderazione poiché contiene ancora zuccheri naturali e apporta calorie. Assicurati di acquistare miele crudo e di alta qualità per ottenere i massimi benefici nutrizionali.

✓ **Sciroppo d'acero**: lo sciroppo d'acero è prodotto dalla linfa degli alberi di acero e ha un sapore ricco e caratteristico. È una buona alternativa allo zucchero raffinato ed è ricco di minerali come calcio, potassio e manganese. Puoi utilizzarlo per dolcificare pancake, yogurt, cereali e altre preparazioni.

✓ **Frutta fresca**: la frutta fresca è un'ottima alternativa naturale per dolcificare i tuoi alimenti e aggiungere dolcezza. Le banane mature, le mele, le pere, le pesche e le bacche sono solo alcune delle opzioni che puoi utilizzare per ottenere un sapore dolce senza l'aggiunta di zuccheri. Puoi utilizzare la frutta fresca per preparare frullati, smoothie, dolci al forno e altri piatti dolci.

✓ **Sostituti dello zucchero a basso contenuto calorico**: esistono anche sostituti dello zucchero a basso contenuto calorico come l'eritritolo, lo xilitolo e la monk fruit. Questi dolcificanti sono naturali e hanno un apporto calorico ridotto rispetto allo zucchero raffinato. Tuttavia, è importante utilizzarli con moderazione e tenere presente che possono avere un sapore leggermente diverso rispetto allo zucchero tradizionale.

✓ **Purea di datteri**: i datteri sono dolci naturali e possono essere utilizzati per preparare una purea che può sostituire lo zucchero raffinato nelle ricette. La purea di datteri ha un sapore dolce intenso e può essere utilizzata per dolcificare dolci, barrette energetiche, biscotti e altre preparazioni.

È importante sperimentare questi dolcificanti naturali per trovare quelli che si adattano meglio ai tuoi gusti e alle tue esigenze. Tieni presente che ogni dolcificante ha un sapore leggermente diverso e potrebbe richiedere un periodo di adattamento.

Quando si utilizzano dolcificanti naturali come alternative allo zucchero raffinato, è importante considerare le seguenti linee guida:

- **Quantità**: anche se questi dolcificanti sono considerati più salutari rispetto allo zucchero raffinato, è comunque importante consumarli con moderazione. Segui le indicazioni sulla confezione e sperimenta per trovare la giusta quantità di dolcificante per soddisfare il tuo gusto personale.

- **Impatto sul livello di zucchero nel sangue**: alcuni dolcificanti come la stevia, l'eritritolo e lo xilitolo hanno un impatto minore sul livello di zucchero nel sangue rispetto allo zucchero raffinato. Tuttavia, è sempre consigliabile monitorare la tua risposta individuale e regolare l'assunzione di dolcificanti di conseguenza.

- **Combinali con altri ingredienti**: spesso, combinare più dolcificanti può aiutare a ottenere un profilo di dolcezza bilanciato. Ad esempio, puoi utilizzare una combinazione di stevia e sciroppo d'acero per ottenere un dolce sapore equilibrato.

- **Consistenza e risultati di cottura**: alcuni dolcificanti possono influenzare la consistenza e i risultati di cottura dei tuoi piatti. Ad esempio, lo zucchero contribuisce alla struttura e alla consistenza dei prodotti da forno. Quindi, quando si utilizzano alternative, potrebbe essere necessario apportare alcune modifiche alle ricette.

Sperimenta con questi dolcificanti naturali e prendi nota di come si adattano ai tuoi gusti e alle tue preferenze. Ricorda che l'obiettivo è ridurre l'apporto di zuccheri raffinati e trovare alternative più salutari che ti consentano di soddisfare il tuo desiderio di dolcezza in modo equilibrato.

Capitolo 5 - Il Potere degli Omega-3

Gli Omega-3 sono un tipo di grassi polinsaturi che sono essenziali per la salute e il benessere del nostro corpo. Sono noti come grassi "buoni" perché svolgono una serie di funzioni importanti nel nostro organismo.

Ecco una breve introduzione agli Omega-3 e perché sono così cruciali per una dieta sana:

1. **Tipi di Omega-3**: ci sono diversi tipi di Omega-3, ma i tre più comuni sono l'acido eicosapentaenoico (EPA), l'acido docosaesaenoico (DHA) e l'acido alfa-linolenico (ALA). EPA e DHA si trovano principalmente in pesci grassi come salmone, sgombro e sardine, mentre ALA si trova in fonti vegetali come semi di lino, semi di chia e noci.

2. **Benefici per la salute**: gli Omega-3 svolgono un ruolo fondamentale nella salute generale del corpo. Contribuiscono alla salute del cuore, riducendo l'infiammazione e promuovendo la circolazione sanguigna sana. Possono anche svolgere un ruolo nella salute cerebrale e nel mantenimento di una buona funzione cognitiva. Gli Omega-3 sono inoltre importanti per la salute degli occhi, delle articolazioni e del sistema immunitario.

3. **Effetto antinfiammatorio**: gli Omega-3 sono noti per il loro potere antinfiammatorio. Aiutano a ridurre l'infiammazione nel corpo, che è spesso associata a condizioni come l'artrite, le malattie cardiache e altre malattie croniche. L'equilibrio tra gli acidi grassi Omega-3 e gli acidi grassi Omega-6 nel corpo è importante, poiché una quantità eccessiva di Omega-6 può promuovere l'infiammazione.

4. **Fonti alimentari di Omega-3**: come accennato in precedenza, le fonti principali di Omega-3 sono i pesci grassi come salmone, sgombro, tonno e sardine. Questi pesci sono ricchi di EPA e DHA. Le fonti vegetali di Omega-3, come semi di lino, semi di chia, noci e olio di semi di canapa, forniscono principalmente l'ALA, che il corpo può convertire in EPA e DHA, sebbene in quantità limitata.

5. **Integrare gli Omega-3 nella dieta**: per garantire un adeguato apporto di Omega-3, è importante includere fonti di pesci grassi o integratori di olio di pesce nella dieta. Se si seguono una dieta vegetariana o vegana, si possono considerare integratori di alga o di olio di alghe per ottenere EPA e DHA. Inoltre, l'aggiunta di semi di lino, semi di chia, noci e olio di semi di canapa alle preparazioni alimentari può contribuire all'assunzione di Omega-3.

Gli Omega-3 sono grassi essenziali per il corretto funzionamento del nostro corpo e offrono numerosi benefici per la salute. Incorporare gli Omega-3 nella tua dieta quotidiana può essere relativamente semplice seguendo alcune pratiche consigliate:

➤ Consuma pesce grasso due volte alla settimana. Puoi aumentare il tuo apporto di EPA e DHA consumando pesce grasso come salmone, sgombro, sardine o tonno due volte alla settimana. Assicurati di cucinare il pesce in modo sano, come alla griglia, al vapore o al forno, per mantenere intatti i nutrienti.

➤ Aggiungi semi di lino e semi di chia alla tua alimentazione. I semi di lino e i semi di chia sono ricchi di ALA, che può essere convertito in EPA e DHA nel corpo. Aggiungili a smoothie, yogurt, cereali o insalate per aumentare l'apporto di Omega-3.

➢ Mangia noci e semi. Noci come noci pecan, noci del Brasile, mandorle e semi come semi di zucca o semi di girasole contengono una piccola quantità di Omega-3. Sono anche una fonte di fibre, proteine e antiossidanti. Consumali come spuntino o aggiungili a insalate, cereali o piatti principali per aumentare l'assunzione di Omega-

➢ Considera integratori di olio di pesce o olio di alghe. Se hai difficoltà ad assumere una quantità sufficiente di Omega-3 attraverso la dieta, puoi prendere in considerazione l'assunzione di integratori di olio di pesce o di olio di alghe.

➢ Limita l'apporto di Omega-6. Gli acidi grassi Omega-6 sono presenti in molti oli vegetali come olio di mais, olio di girasole e olio di soia. Un eccesso di Omega-6 può promuovere l'infiammazione nel corpo. Scegli oli a base di semi di lino, semi di canapa o olio di oliva per cucinare.

➢ Varia la tua alimentazione: Una dieta equilibrata e varia è importante per ottenere una gamma completa di nutrienti, compresi gli Omega-3. Assicurati di includere una varietà di fonti alimentari ricche di Omega-3 nella tua alimentazione per massimizzarne i benefici per la salute.

Ricorda che è sempre meglio ottenere i nutrienti attraverso una dieta equilibrata piuttosto che affidarsi esclusivamente agli integratori.

<u>Ecco una guida riassuntiva ai migliori alimenti ricchi di Omega-3:</u>

- ✓ **Pesce grasso.**
- ✓ **Alga.**
- ✓ **Semi di lino.**
- ✓ **Semi di chia.**
- ✓ **Noci.**
- ✓ **Semi di canapa.**
- ✓ **Olio di semi di lino.**
- ✓ **Salmone selvatico.**
- ✓ **Sgombro.**
- ✓ **Sardine.**
- ✓ **Aringhe**
- ✓ **Semi di sesamo**
- ✓ **Albacore**
- ✓ **Trota salmonata**
- ✓ **Anatra selvatica**

Capitolo 6 - La Magia della Fibra

La fibra è un nutriente essenziale che svolge un ruolo fondamentale nella salute e nel benessere. È parte integrante di una dieta equilibrata e offre numerosi benefici per il corpo.

Ecco perché la fibra è così importante nella nostra alimentazione:

- ✓ **Promuove la salute digestiva.** La fibra svolge un ruolo cruciale nella salute del sistema digestivo. Agisce come una spugna che assorbe acqua, aumentando il volume delle feci e facilitando il transito intestinale. Ciò aiuta a prevenire la stitichezza e promuove una regolare eliminazione delle feci, mantenendo un sistema digestivo sano.

- ✓ **Favorisce il controllo del peso.** La fibra alimentare ha la capacità di aumentare il senso di sazietà e di prolungare la sensazione di pienezza dopo i pasti. Questo può aiutare a controllare l'appetito e a ridurre l'eccesso di cibo consumato. Inoltre, la fibra tende ad avere un minor contenuto calorico rispetto ad altri nutrienti, il che significa che si può consumare una quantità maggiore di cibo senza introdurre un eccesso di calorie.

- ✓ **Regola i livelli di zucchero nel sangue.** La fibra solubile, presente in alimenti come avena, legumi e mele, può contribuire a regolare i livelli di zucchero nel sangue. Assorbendo l'acqua nel tratto digestivo, la fibra rallenta l'assorbimento degli zuccheri, evitando picchi di glicemia e promuovendo una risposta insulinica più stabile. Ciò è particolarmente importante per le persone con diabete o che vogliono mantenere stabili i livelli di energia durante la giornata.

✓ **Riduce il rischio di malattie cardiache**. La fibra, soprattutto quella solubile, ha dimostrato di avere benefici significativi per la salute cardiaca. Riduce il colesterolo LDL ("colesterolo cattivo"), migliorando la sua eliminazione dal corpo. Ciò può aiutare a ridurre il rischio di malattie cardiovascolari come l'aterosclerosi e l'ipertensione.

✓ **Favorisce la salute intestinale**. La fibra funge da substrato per i batteri benefici presenti nel nostro intestino, noti come microbiota. Questi batteri producono composti benefici, come acidi grassi a catena corta, che promuovono la salute intestinale e il benessere generale. Una flora intestinale equilibrata è collegata a una migliore immunità, una ridotta infiammazione e una migliore assorbimento dei nutrienti.

✓ **Contribuisce alla prevenzione delle malattie**. Un adeguato apporto di fibra è associato a un minor rischio di sviluppare diverse malattie croniche, tra cui diabete di tipo 2, malattie cardiache, obesità e alcune forme di cancro, come il cancro del colon-retto. La fibra stimola la corretta funzione del sistema digestivo, aiuta a mantenere un peso sano, regola i livelli di zucchero nel sangue, riduce il rischio di malattie cardiache e promuove una flora intestinale sana, il che contribuisce a una migliore salute generale e alla prevenzione di malattie.

Ecco alcune fonti di fibra che puoi considerare:

• **Cereali integrali**. Scegli cereali integrali come avena, farro, quinoa, orzo e riso integrale. Questi cereali mantengono l'intero chicco, compresa la crusca, che è ricca di fibra

• **Legumi**. I legumi come i fagioli, le lenticchie e i piselli sono ricchi di fibre e proteine. Puoi aggiungerli a zuppe, insalate, chili o prepararli come piatti principali.

- **Frutta e verdura**. Sia la frutta che la verdura contengono fibre, soprattutto quando vengono consumate con la buccia. Includi una varietà di frutta e verdura nella tua dieta quotidiana, come mele, pere, agrumi, carote, broccoli e spinaci.

- **Frutta secca e semi**. Le noci, le mandorle, le noci del Brasile, le noci di macadamia e i semi come i semi di lino, i semi di chia e i semi di girasole sono ottime fonti di fibra. Puoi aggiungerli a yogurt, cereali o consumarli come spuntino.

- **Pane integrale**. Scegli pane integrale anziché pane raffinato per aumentare l'apporto di fibre nella tua dieta.

- **Fibre aggiunte**. Puoi anche considerare l'uso di integratori di fibre, come la crusca di frumento o la polvere di psillio, che possono essere aggiunti a bevande o alimenti per aumentare l'apporto di fibra.

Per sfruttare i benefici della fibra nella riduzione dell'infiammazione, è consigliabile seguire queste strategie:

- ➢ **Aumenta gradualmente l'apporto di fibre**. Aggiungi gradualmente cibi ricchi di fibre alla tua dieta per consentire al tuo sistema digestivo di adattarsi. Inizia con piccoli cambiamenti, come aggiungere una porzione di verdure in più al pasto o sostituire il pane bianco con pane integrale.

- ➢ **Scegli alimenti integrali**. Opta per cereali integrali come avena, quinoa, farro e riso integrale anziché cereali raffinati. Questi alimenti mantengono la crusca e il germe, che sono ricchi di fibre.

- ➢ **Consuma una varietà di frutta e verdura**. Includi una vasta gamma di frutta e verdura nella tua dieta per ottenere una varietà di fibre, vitamine e antiossidanti. Cerca di consumare almeno 5 porzioni al giorno e preferisci frutta e verdura fresche rispetto a quelle in scatola o trasformate.

> **Aggiungi legumi alla tua alimentazione.** I legumi come i fagioli, le lenticchie e i ceci sono un'eccellente fonte di fibre. Puoi utilizzarli in zuppe, insalate, chili o prepararli come piatto principale. Sperimenta con ricette che li includono come ingrediente principale.

> **Scegli spuntini ricchi di fibre.** Opta per spuntini salutari e ricchi di fibre come noci, semi, frutta secca e cracker integrali. Questi alimenti possono aiutare a soddisfare la fame e fornire una buona quantità di fibre.

> **Bevi abbondante acqua.** L'assunzione di fibre richiede un adeguato apporto di acqua per mantenere il transito intestinale regolare. Assicurati di bere almeno 8 bicchieri di acqua al giorno per supportare una corretta digestione delle fibre.

> **Consulta un professionista della salute.** Se hai esigenze dietetiche specifiche o dubbi sul consumo di fibre, consulta un dietista o un medico specializzato in nutrizione.

Inoltre, ricorda che l'obiettivo giornaliero di apporto di fibra varia in base all'età, al sesso e alle esigenze individuali. In generale, gli adulti dovrebbero mirare a consumare almeno 25-30 grammi di fibra al giorno.

Capitolo 7 - Dimagrimento Sano

La dieta antinfiammatoria e la perdita di peso sono strettamente collegati e si influenzano reciprocamente in modi positivi.

Ecco come la dieta antinfiammatoria può supportare la perdita di peso e viceversa:

✓ **Riduzione dell'infiammazione.** La dieta antinfiammatoria mira a ridurre l'infiammazione nel corpo, che può essere un fattore chiave nell'aumento di peso e nell'obesità. L'infiammazione cronica può interferire con il metabolismo, causare resistenza all'insulina e promuovere l'accumulo di grasso corporeo. Riducendo l'infiammazione attraverso una dieta antinfiammatoria, si possono creare condizioni più favorevoli per la perdita di peso.

✓ **Alimenti nutrienti e a basso contenuto calorico.** La dieta antinfiammatoria si concentra sull'assunzione di alimenti integrali, ricchi di nutrienti e a basso contenuto calorico. Questi alimenti, come frutta, verdura, legumi, cereali integrali e proteine magre, forniscono una maggiore sazietà con meno calorie. Ciò può aiutare a controllare l'apporto calorico complessivo e favorire la perdita di peso in modo sano.

✓ **Riduzione dell'apporto di zuccheri raffinati.** La dieta antinfiammatoria promuove la riduzione dell'apporto di zuccheri raffinati e dolcificanti aggiunti. Questi alimenti sono spesso densi di calorie e poveri di nutrienti, e possono contribuire all'accumulo di peso in eccesso. Sostituire gli zuccheri raffinati con alimenti integrali e dolcificanti naturali può aiutare a ridurre l'apporto calorico e promuovere la perdita di peso.

✓ **Equilibrio dei macronutrienti.** La dieta antinfiammatoria si concentra sull'equilibrio dei macronutrienti, come proteine, carboidrati e grassi sani. Questo equilibrio può aiutare a regolare l'appetito, favorire la sensazione di sazietà e stabilizzare i livelli di zucchero nel sangue. Mantenendo un equilibrio adeguato dei macronutrienti, si può favorire il dimagrimento sano.

✓ **Supporto al metabolismo.** L'infiammazione cronica può influenzare negativamente il metabolismo, rallentando il processo di bruciare calorie e perdere peso. La dieta antinfiammatoria, con il suo focus su alimenti integrali e nutrienti, può contribuire a migliorare la funzione metabolica e promuovere un metabolismo più efficiente. Ciò può favorire la perdita di peso in modo più efficace.

✓ **Stile di vita sano.** La dieta antinfiammatoria non si limita solo all'alimentazione, ma è parte integrante di uno stile di vita sano. L'inclusione di attività fisica regolare, gestione dello stress e sonno di qualità può supportare la perdita di peso. Questi elementi, combinati con la dieta antinfiammatoria, creano un ambiente ottimale per il dimagrimento sano.

✓ **Sostenere la motivazione.** La dieta antinfiammatoria, con il suo approccio basato su alimenti integrali e nutrienti, può fornire una varietà di opzioni gustose e sane. Questo può aiutare a sostenere la motivazione durante il percorso di perdita di peso, fornendo una gamma di cibi che soddisfano i gusti e le preferenze individuali senza sentirsi privati o privati di nutrimento.

✓ **Mantenere la massa muscolare.** Durante la perdita di peso, è importante preservare la massa muscolare. La dieta antinfiammatoria, con il suo focus su proteine magre e alimenti nutrienti, può aiutare a fornire le sostanze nutritive necessarie per sostenere la massa muscolare. Mantenere la massa muscolare può contribuire a un metabolismo più attivo e promuovere una maggiore perdita di peso nel lungo termine.

✓ **Migliorare l'umore e la motivazione.** L'infiammazione cronica nel corpo può influenzare negativamente l'umore e la motivazione. La dieta antinfiammatoria, ricca di alimenti nutrienti e antiossidanti, può contribuire a migliorare l'umore e la motivazione. Quando ci si sente bene fisicamente e mentalmente, è più facile aderire a un piano alimentare sano e raggiungere i propri obiettivi di perdita di peso.

✓ **Promuovere una migliore salute complessiva.** La dieta antinfiammatoria non si concentra solo sulla perdita di peso, ma anche sulla promozione della salute generale. Ridurre l'infiammazione nel corpo può aiutare a prevenire malattie croniche, migliorare la funzione immunitaria e promuovere il benessere generale. Quando si è in uno stato di salute ottimale, il processo di perdita di peso diventa più efficace e sostenibile.

Quando si tratta di perdita di peso, **è importante gestire le aspettative e comprendere la differenza tra una perdita di peso salutare e una perdita di peso rapida.**

Ecco alcuni punti da considerare:

• **Perdita di peso salutare.** Una perdita di peso salutare è considerata generalmente una perdita di peso gradualmente progressiva, che va da 0,5 a 1 chilogrammo a settimana. Questo ritmo di perdita di peso permette al corpo di adattarsi gradualmente ai cambiamenti, evita un'eccessiva restrizione calorica e aiuta a mantenere la massa muscolare.

• **Perdita di peso rapida.** La perdita di peso rapida si riferisce a una diminuzione significativa del peso corporeo in un breve periodo di tempo, solitamente più di 1 chilogrammo a settimana. Questo tipo di perdita di peso può essere associato a diete estremamente restrittive o a metodi drastici, come digiuni o diete molto ipocaloriche. Tuttavia, la perdita di peso rapida può comportare rischi per la salute, come carenze nutrizionali, riduzione del metabolismo e perdita di massa muscolare.

- **Fattori individuali.** È importante considerare che la velocità di perdita di peso può variare da persona a persona a seconda di diversi fattori, come età, sesso, livello di attività fisica, composizione corporea e condizioni di salute. Alcune persone possono sperimentare una perdita di peso più rapida all'inizio, mentre altre possono perdere peso più lentamente. È essenziale concentrarsi sulla salute complessiva e sul progresso a lungo termine anziché solo sulla velocità di perdita di peso.

- **Sostenibilità a lungo termine.** La perdita di peso salutare e sostenibile si basa su abitudini alimentari e stili di vita equilibrati che possono essere mantenuti a lungo termine. Concentrarsi sulla creazione di uno stile di vita sano, che includa una dieta antinfiammatoria, attività fisica regolare e una gestione adeguata dello stress, è fondamentale per raggiungere e mantenere la perdita di peso nel tempo.

- **Obiettivi realistici.** Stabilire obiettivi realistici e raggiungibili è fondamentale per gestire le aspettative. Piuttosto che concentrarsi esclusivamente sul peso sulla bilancia, considera anche altri indicatori di progresso, come le misurazioni corporee, il miglioramento della forza o l'aumento dell'energia. Questi obiettivi non numerici possono essere altrettanto importanti e gratificanti nel processo di perdita di peso.

- **Focus sulle abitudini sane.** Piuttosto che concentrarti esclusivamente sulla perdita di peso, metti l'accento sullo sviluppo di abitudini alimentari sane e sostenibili. La dieta antinfiammatoria può diventare uno stile di vita che sostiene il tuo benessere generale, indipendentemente dalla velocità con cui perdi peso. Concentrati su scelte alimentari equilibrate, attività fisica regolare e il miglioramento del tuo stato di salute complessivo.

- **Evita diete drastiche**. Le diete drastiche o estreme che promettono una perdita di peso rapida possono essere insostenibili e dannose per il tuo corpo. Queste diete spesso comportano restrizioni alimentari e possono causare carenze nutrizionali. Invece, scegli un approccio equilibrato, come la dieta antinfiammatoria, che si concentra sull'inclusione di alimenti integrali e nutrienti per sostenere la tua salute a lungo termine.

- **Focus sulla salute globale**. La perdita di peso è solo uno degli aspetti del benessere generale. Concentrati sulla salute complessiva del tuo corpo, mente e spirito. Mantieni uno stile di vita equilibrato, gestisci lo stress, dormi bene e fai attività fisica regolarmente. La perdita di peso sarà un risultato naturale di uno stile di vita sano e sostenibile sulla dieta antinfiammatoria.

Mantenere la motivazione durante il percorso di perdita di peso può essere una sfida, ma ci sono diverse strategie che puoi utilizzare per rimanere impegnato e concentrato sulla dieta antinfiammatoria.

Ecco alcuni suggerimenti per mantenere la motivazione:

- **Stabilisci obiettivi realistici**. Definisci obiettivi realistici, specifici e misurabili per la tua perdita di peso. Assicurati che gli obiettivi siano raggiungibili e sostenibili nel lungo termine. Evita di fissare obiettivi irrealistici che potrebbero portare a frustrazione e demotivazione.

- **Tieni traccia dei tuoi progressi**. Mantieni un diario alimentare o utilizza un'app per registrare ciò che mangi, le tue attività fisiche e il tuo umore. Tenere traccia dei progressi può aiutarti a vedere i risultati che hai ottenuto e a identificare eventuali ostacoli o schemi di comportamento da affrontare.

- **Crea un ambiente di supporto**. Cerca il sostegno di amici, familiari o gruppi di sostegno che condividono gli stessi obiettivi. Condividere le tue sfide e successi con gli altri può offrire motivazione, incoraggiamento e responsabilità. Assicurati che il tuo ambiente sia favorevole ai tuoi obiettivi, rimuovendo tentazioni alimentari non salutari e creando uno spazio che ti ispiri a fare scelte sane.

- **Trova il tuo "perché"**: Identifica le tue ragioni personali e profonde per voler perdere peso e adottare uno stile di vita sano. Questo "perché" diventerà la tua fonte di motivazione intrinseca. Ad esempio, potresti voler migliorare la tua salute, aumentare l'energia, sentirsi bene nel tuo corpo o prevenire malattie croniche. Richiama costantemente la tua attenzione al tuo "perché" per mantenere la motivazione nel lungo periodo.

- **Fai scelte consapevoli**. Sii consapevole delle tue scelte alimentari e degli effetti che hanno sul tuo corpo. Pratica la mindfulness durante i pasti, mangia lentamente e goditi il cibo in modo consapevole. Prenditi il tempo per riconoscere come ti senti prima, durante e dopo aver mangiato determinati alimenti. Questa consapevolezza ti aiuterà a fare scelte più consapevoli e a evitare il cibo emotivo o impulsivo.

- **Premia te stesso**. Celebra i tuoi successi, grandi o piccoli. Fissare dei premi per raggiungere determinati obiettivi può essere un'ottima fonte di motivazione. Assicurati che i premi siano in linea con i tuoi obiettivi di salute, ad esempio concedendoti un massaggio rilassante, acquistando un libro che ti ispira o pianificando una gita fuori porta.

- **Varietà e creatività.** Sperimenta con nuove ricette, ingredienti e modalità di preparazione dei cibi antinfiammatori. La varietà e la creatività in cucina possono rendere l'esperienza alimentare più interessante e divertente, aiutandoti a mantenere la motivazione nel seguire la dieta antinfiammatoria.

- **Riconosci i progressi non numerici.** Non limitare il tuo senso di successo solo al peso sulla bilancia. Riconosci anche gli altri benefici che la dieta antinfiammatoria ha portato alla tua salute, come un miglioramento dell'energia, del sonno, della pelle o dell'umore. Concentrati su come ti senti nel tuo corpo e sulla tua salute generale, oltre alla semplice perdita di peso.

- **Affronta gli ostacoli.** Sii consapevole che ci saranno momenti in cui potresti sperimentare difficoltà o contraccolpi. Prendi in considerazione queste situazioni come opportunità per imparare e crescere. Identifica gli ostacoli che potrebbero minare la tua motivazione e sviluppa strategie per superarli. Ad esempio, se sei incline a fare spuntini non salutari quando sei stressato, cerca alternative più sane per gestire lo stress, come fare una passeggiata o praticare il rilassamento.

- **Pratica l'autocompassione.** Ricordati di essere gentile con te stesso durante il percorso di perdita di peso. Accetta che ci saranno giorni in cui potresti commettere errori o deviare dalla dieta. L'autocompassione ti permette di affrontare le sfide con amore e indulgenza verso te stesso, senza giudizio o auto-svalutazione. Riprendi il percorso senza perdere di vista i tuoi obiettivi.

Durante il percorso di perdita di peso, è comune incontrare ostacoli che possono mettere alla prova la motivazione e la determinazione. Tuttavia, con la dieta antinfiammatoria, puoi sviluppare strategie specifiche per superare questi ostacoli.

Ecco alcuni ostacoli comuni e suggerimenti su come affrontarli:

- **Craving alimentare**. I desideri di cibi non salutari possono essere un ostacolo per la perdita di peso. Per affrontare i craving, assicurati di includere cibi ricchi di nutrienti e soddisfacenti nella tua dieta antinfiammatoria. Scegli alimenti ricchi di fibre, proteine e grassi sani che possono aiutare a controllare l'appetito e mantenere la sazietà. Inoltre, cerca di identificare le situazioni che scatenano i craving, come lo stress o l'abitudine, e cerca alternative più sane per soddisfare i desideri, come spuntini a base di frutta o snack di noci.

- **Stress emotivo ed alimentazione**. Lo stress emotivo può portare a scelte alimentari non salutari e alla voglia di comfort food. Invece di ricorrere al cibo per affrontare lo stress, cerca modi più sani per gestirlo, come la meditazione, l'esercizio fisico o la parola con un amico. Mantieni la tua dieta antinfiammatoria focalizzata su alimenti nutrienti che possono sostenere il tuo corpo e il tuo umore.

- **Mancanza di tempo per la preparazione dei pasti**. La mancanza di tempo può rendere difficile seguire la dieta antinfiammatoria. Per affrontare questo ostacolo, pianifica i pasti in anticipo e prepara i cibi in batch per avere opzioni pronte da consumare durante la settimana. Sperimenta con ricette facili e veloci, come insalate, zuppe o piatti one-pot che richiedono poco tempo di preparazione. Utilizza anche alimenti precotti o preparati, come verdure surgelate o legumi in scatola, per risparmiare tempo in cucina senza compromettere la qualità del cibo.

- **Socializzare ed eventi speciali.** Eventi sociali e cene fuori possono rappresentare una sfida per la dieta antinfiammatoria. Prendi in considerazione di pianificare in anticipo e comunicare le tue esigenze alimentari agli altri. Scegli opzioni sul menu che siano più in linea con la tua dieta antinfiammatoria, come piatti a base di proteine magre, verdure e opzioni senza glutine. Inoltre, porta con te uno spuntino o un piatto da condividere che sia conforme alla tua dieta, in modo da avere un'opzione salutare a disposizione.

- **Pianificazione dei pasti.** La mancanza di pianificazione dei pasti può portare a scelte alimentari non salutari. Dedica del tempo alla pianificazione dei pasti settimanali, creando un elenco della spesa e pianificando i pasti in anticipo. Puoi utilizzare strumenti come app o modelli di pianificazione dei pasti per semplificare il processo. Assicurati di includere una varietà di alimenti antinfiammatori nelle tue preparazioni, in modo da avere una scelta di pasti equilibrati durante la settimana.

- **Plateau nella perdita di peso.** I plateaux possono verificarsi durante il percorso di perdita di peso, quando il corpo si adatta alla nuova dieta e all'esercizio fisico. Per superare un plateau, fai piccole modifiche alla tua dieta e routine di esercizio. Puoi aumentare l'intensità degli allenamenti, provare nuovi esercizi o variare il tuo piano alimentare introducendo nuovi cibi antinfiammatori. Assicurati anche di valutare le tue porzioni e il tuo apporto calorico complessivo.

- **Autosabotaggio.** L'autosabotaggio può verificarsi quando si è tentati a deviare dalla dieta antinfiammatoria o a indulgere in cibi non salutari. Pratica l'autocompassione e la consapevolezza durante questi momenti. Identifica i modelli o le emozioni che possono portare all'autosabotaggio e sviluppa strategie per affrontarli in modo sano. Puoi ricorrere a tecniche di rilassamento, come la respirazione profonda o la meditazione, per gestire lo stress e l'ansia che possono innescare l'autosabotaggio.

- **Ripresa dopo gli scivoloni.** Gli scivoloni possono accadere, ma è importante non lasciarsi scoraggiare da un singolo episodio di alimentazione non salutare. Ricorda che ogni pasto è un'opportunità per fare scelte migliori. Rimetti te stesso sulla buona strada, tornando alla tua dieta antinfiammatoria e focalizzandoti sul tuo obiettivo a lungo termine di perdita di peso e salute.

- **Richiesta di supporto.** Non aver paura di chiedere supporto quando ne hai bisogno. Puoi cercare il supporto di un amico o di un membro della famiglia che condivida i tuoi obiettivi, o puoi rivolgerti a gruppi di sostegno online o a professionisti della salute specializzati in nutrizione. Ricevere incoraggiamento, consigli ed esperienze condivise può aiutarti a superare gli ostacoli e a rimanere focalizzato sulla tua dieta antinfiammatoria.

- **Rinforzare la tua motivazione.** Rinnova costantemente la tua motivazione ricordando i benefici della dieta antinfiammatoria per la tua salute e il tuo benessere. Tieni presente che la perdita di peso è un processo graduale e che ci saranno sfide lungo il percorso. Concentrati sui risultati a lungo termine e sul tuo impegno per uno stile di vita sano, piuttosto che sulle difficoltà momentanee.

Capitolo 8 - Ricette per la Colazione

La colazione è spesso considerata il pasto più importante della giornata, e questo è particolarmente vero quando si segue una dieta antinfiammatoria.

Ecco perché una colazione bilanciata è fondamentale per iniziare la giornata nel modo giusto:

✓ **Fornisce energia.** Dopo una notte di digiuno, il corpo ha bisogno di una fonte di energia per iniziare la giornata. Una colazione ben bilanciata, che combina carboidrati complessi, proteine e grassi sani, fornisce al corpo l'energia necessaria per affrontare le attività quotidiane. Ciò può aiutare a mantenere i livelli di energia stabili durante la mattinata e a evitare cali di energia eccessivi.

✓ **Sostiene il metabolismo.** Una colazione adeguata al mattino può aiutare a stimolare il metabolismo. Quando si mangia una colazione bilanciata, si forniscono nutrienti essenziali al corpo, che può quindi iniziare a lavorare in modo efficiente. Questo può contribuire a un metabolismo più attivo e a una migliore gestione del peso nel lungo termine.

✓ **Regola l'appetito.** Una colazione bilanciata può aiutare a regolare l'appetito durante la giornata. Quando si consuma una colazione che include proteine, fibre e grassi sani, ci si sentirà sazi più a lungo, riducendo la tentazione di fare spuntini poco salutari o di abbuffarsi durante il resto della giornata. Ciò può contribuire a una migliore gestione del peso e a una scelta consapevole degli alimenti.

✓ **Favorisce una corretta assunzione di nutrienti.** La colazione offre un'opportunità per iniziare a soddisfare i fabbisogni di nutrienti del corpo. Scegliendo cibi nutrienti per la colazione, come frutta, verdura, cereali integrali e fonti di proteine magre, si può aumentare l'apporto di vitamine, minerali e antiossidanti importanti per la salute generale e per combattere l'infiammazione.

✓ **Migliora le funzioni cognitive**. Una colazione equilibrata può anche favorire una migliore funzione cognitiva e concentrazione durante la mattinata. Gli alimenti antinfiammatori, come frutta e verdura ricche di antiossidanti, noci e semi pieni di grassi sani, e cereali integrali ricchi di fibre, possono sostenere la salute cerebrale e migliorare le prestazioni mentali.

Ricette di Smoothie e frullati per la colazione

1. Smoothie verde

- 1 tazza di spinaci freschi

- 1 tazza di ananas fresco

- 1 cetriolo piccolo

- 1 pezzo di zenzero fresco (1 cm)

- 1 tazza di acqua di cocco

- Succo di mezzo limone

Frulla tutti gli ingredienti fino a ottenere una consistenza liscia. Aggiungi del ghiaccio se desideri una bevanda più fresca.

2. Frullato tropicale

- 1 tazza di mango fresco

- 1 banana matura

52

- 1 tazza di latte di cocco

- 1 cucchiaino di curcuma in polvere

- 1 cucchiaino di semi di chia

Frulla tutti gli ingredienti fino a ottenere una consistenza liscia e cremosa. Puoi decorare con una spolverata di cannella o cocco grattugiato.

3. Smoothie di curcuma e zenzero

- 1 tazza di latte di mandorle

- 1 banana matura

- 1 cucchiaino di curcuma in polvere

- 1 pezzo di zenzero fresco (1 cm)

- 1 cucchiaio di semi di chia

Frulla tutti gli ingredienti fino a ottenere una consistenza liscia e cremosa. Puoi aggiungere una spolverata di cannella o pepe nero per potenziare l'assorbimento della curcuma.

4. Frullato di cocco e ananas

- 1 tazza di ananas fresco

- 1 tazza di latte di cocco

- 1 cucchiaio di cocco grattugiato

- 1 cucchiaio di semi di lino

Frulla tutti gli ingredienti fino a ottenere una consistenza liscia e cremosa. Puoi decorare con una fetta di ananas o una spolverata di cannella.

5. Smoothie di melograno e arancia

- 1 tazza di semi di melograno

- Succo di 2 arance

- 1 banana matura

- 1 cucchiaio di semi di chia

Frulla tutti gli ingredienti fino a ottenere una consistenza liscia e vellutata. Puoi aggiungere alcuni cubetti di ghiaccio per rendere il frullato più fresco e rinfrescante.

6. Frullato di spinaci e kiwi

- 1 tazza di spinaci freschi

- 2 kiwi maturi

- 1 tazza di latte di mandorle

- 1 cucchiaio di burro di mandorle

- 1 cucchiaino di miele o sciroppo d'acero (opzionale)

Frulla tutti gli ingredienti fino a ottenere una consistenza liscia e cremosa. Aggiusta la dolcezza con il miele o lo sciroppo d'acero, se necessario.

7. Smoothie al cioccolato fondente e avocado

- 1 avocado maturo

- 1 tazza di latte di mandorle

- 1 cucchiaio di cacao in polvere senza zucchero

- 1 cucchiaio di semi di chia

- 1 cucchiaino di miele o sciroppo d'acero (opzionale)

Frulla tutti gli ingredienti fino a ottenere una consistenza liscia e vellutata. Aggiungi dolcificante se preferisci un gusto più dolce.

8. Frullato di frutti di bosco e semi di lino

- 1 tazza di frutti di bosco misti (fragole, mirtilli, lamponi)

- 1 tazza di latte di cocco

- 1 cucchiaio di semi di lino

- 1 cucchiaio di burro di mandorle

Frulla tutti gli ingredienti fino a ottenere una consistenza liscia e cremosa. Puoi aggiungere un po' di miele o sciroppo d'acero per dolcificare, se necessario.

9. Smoothie al tè verde e ananas

- 1 tazza di ananas fresco

- 1 tazza di tè verde freddo

- Succo di mezzo limone

- 1 cucchiaino di miele o sciroppo d'acero (opzionale)

Frulla tutti gli ingredienti fino a ottenere una consistenza liscia e vellutata. Aggiungi dolcificante se preferisci un gusto più dolce.

10. Smoothie al cioccolato e banana

- 1 banana matura

- 1 tazza di latte di mandorle

- 1 cucchiaio di burro di arachidi

- 1 cucchiaio di cacao in polvere senza zucchero

- 1 cucchiaio di semi di lino

Frulla tutti gli ingredienti fino a ottenere una consistenza liscia e cremosa. Aggiungi un po' di ghiaccio se preferisci una bevanda più fresca.

Sperimenta con queste ricette e personalizzale secondo i tuoi gusti e preferenze. Puoi anche aggiungere ingredienti come semi di girasole, semi di zucca o proteine vegetali in polvere per aumentare l'apporto di nutrienti. Assicurati di utilizzare ingredienti freschi e di alta qualità per ottenere il massimo dei benefici antinfiammatori da questi smoothie e frullati.

Ricette per la colazione ricche di proteine e fibre per mantenerti sazio.

1. Yogurt greco con muesli e frutta

- 1 tazza di yogurt greco

- 1/4 di tazza di muesli

- 1/2 tazza di frutta fresca a scelta (fragole, mirtilli, banane)

- 1 cucchiaio di semi di chia

Mescola lo yogurt con il muesli e aggiungi la frutta fresca tagliata a pezzetti. Spolvera i semi di chia sopra il tutto per un apporto extra di fibre.

2. **Toast integrale con uova e avocado:**

- 2 fette di pane integrale

- 2 uova strapazzate o sode

- 1/2 avocado a fette

- Pomodorini a metà

- Sale e pepe q.b.

Tosta il pane integrale e spalma sopra le fette di avocado. Aggiungi le uova strapazzate o sode e guarnisci con i pomodorini tagliati a metà. Condisci con sale e pepe a piacere.

3. **Omelette alle verdure:**

- 2 uova

- Verdure a scelta (spinaci, peperoni, pomodori)

- Formaggio a basso contenuto di grassi (opzionale)

- Sale e pepe q.b.

Sbatti le uova in una ciotola e aggiungi le verdure tagliate a dadini. Cuoci l'omelette in una padella antiaderente e condisci con sale e pepe. Aggiungi formaggio a basso contenuto di grassi, se desiderato.

4. **Porridge di quinoa con frutta secca**

- 1/2 tazza di quinoa cotta

- 1/4 di tazza di latte di cocco

- Frutta secca a scelta (mandorle, noci, uvetta)

- Cannella q.b.

Mescola la quinoa cotta con il latte di cocco e scalda leggermente. Aggiungi la frutta secca e spolvera con la cannella per un tocco di sapore extra.

5. Pancake proteici alla banana

- 1 banana matura

- 2 uova

- 1/4 di tazza di farina d'avena

- 1/2 cucchiaino di lievito in polvere

- 1/2 cucchiaino di cannella (opzionale)

- Frutta fresca per guarnire (fragole, mirtilli, banane)

Schiaccia la banana in una ciotola e aggiungi le uova, la farina d'avena, il lievito in polvere e la cannella. Mescola bene fino a ottenere un composto omogeneo. Scalda una padella antiaderente e versa il composto per formare i pancake. Cuoci fino a quando i pancake sono dorati su entrambi i lati. Servi con frutta fresca.

6. Parfait al cocco e frutti di bosco

- 1 tazza di yogurt di cocco

- 1/4 di tazza di muesli

- 1/2 tazza di frutti di bosco misti (fragole, mirtilli, lamponi)

- 1 cucchiaio di noci tritate

Inizia con uno strato di yogurt di cocco in un bicchiere. Aggiungi uno strato di muesli, poi uno strato di frutti di bosco. Continua a creare strati alternati fino a esaurimento degli ingredienti. Cospargi con le noci tritate per un tocco croccante.

7. **Toast di avocado e hummus:**

   - 2 fette di pane integrale

   - 1/2 avocado a fette

   - 2 cucchiai di hummus

   - Pomodorini a metà

   - Sale e pepe q.b.

Tosta il pane integrale e spalma sopra l'avocado a fette. Aggiungi l'hummus e guarnisci con i pomodorini tagliati a metà. Condisci con sale e pepe a piacere.

8. **Pancakes di ricotta e banana**

   - 1 banana matura

   - 1/2 tazza di ricotta senza lattosio

   - 2 uova

   - 1/2 tazza di farina di avena senza glutine

   - 1/2 cucchiaino di lievito in polvere

   - 1/2 cucchiaino di cannella in polvere

   - 1 pizzico di sale

   - Olio di cocco per ungere la padella

   - Frutta fresca per guarnire (fragole, mirtilli, lamponi)

   - Sciroppo d'acero o miele per condire

In una ciotola, schiaccia la banana fino a ottenere una consistenza liscia. Aggiungi la ricotta senza lattosio e le uova. Mescola bene. Aggiungi la farina di avena senza glutine, il lievito in polvere, la cannella e il sale. Mescola fino a ottenere un impasto omogeneo. Scalda una padella antiaderente a fuoco medio e ungi leggermente con olio di cocco. Versa l'impasto per formare pancake della dimensione desiderata. Cuoci i pancakes per circa 2-3 minuti per lato, o finché non sono dorati. Rimuovi i pancakes dalla padella e guarniscili con frutta fresca.

Se desideri, condisci con sciroppo d'acero o miele senza lattosio.

9. Toast con fragole e sciroppo d'acero

- 2 fette di pane integrale

- 2 uova

- 1/4 di tazza di latte senza lattosio

- 1/2 cucchiaino di estratto di vaniglia

- 1/2 cucchiaino di cannella in polvere

- Olio di cocco per ungere la padella

- Fragole fresche affettate

- Sciroppo d'acero per condire

In una ciotola, sbatti le uova con il latte, l'estratto di vaniglia e la cannella. Scalda una padella antiaderente a fuoco medio e ungi leggermente con burro o olio di cocco. Immergi le fette di pane nella miscela di uova sbattute, assicurandoti che entrambi i lati siano ben inzuppati. Metti le fette di pane nella padella calda e cuoci per 2-3 minuti per lato, o fino a quando sono dorati e croccanti. Rimuovi le fette di pane dalla padella e mettile su un piatto. Guarnisci con fragole fresche affettate e condisci con sciroppo d'acero. Servi il French Toast caldo e gustalo come una colazione dolce e soddisfacente.

10. Crepes alla banana e cioccolato fondente

- 1 banana matura

- 2 uova

- 1/4 di tazza di latte senza lattosio

- 1/4 di tazza di farina di frumento o farina senza glutine

- 1/2 cucchiaino di estratto di vaniglia

- 1/4 cucchiaino di cannella in polvere

- Olio di cocco o burro per ungere la padella

- Fette di banana per guarnire

- Cioccolato fondente tritato o a scaglie per condire

In una ciotola, schiaccia la banana con una forchetta fino a ottenere una consistenza liscia. Aggiungi le uova, la farina, il latte, l'estratto di vaniglia e la cannella. Mescola bene fino a ottenere un impasto omogeneo. Scalda una padella antiaderente a fuoco medio e ungi leggermente con olio di cocco o burro. Versa un mestolo di impasto nella padella calda e distribuiscilo uniformemente formando una crêpe sottile. Cuoci la crêpe per circa 1-2 minuti per lato, o finché non è leggermente dorata. Ripeti il processo con il resto dell'impasto. Impila le crepes su un piatto e guarnisci con fette di banana. Cospargi con cioccolato fondente tritato o scaglie di cioccolato fondente. Servi le crepes calde e gustale come un dolce delizioso e leggero.

<u>Altre idee creative per reinventare la colazione con alimenti antinfiammatori:</u>

1. Bowl di cereali croccanti:

- 1/2 tazza di avena

- 1/4 di tazza di quinoa soffiata

- 2 cucchiai di noci tritate

- 2 cucchiai di semi di zucca

- 2 cucchiai di semi di girasole

- 1 tazza di latte vegetale

- Frutta fresca a pezzetti (fragole, mirtilli, banane)

- 1/2 cucchiaino di cannella o curcuma in polvere

Mescola insieme tutti gli ingredienti in una ciotola e completa con la frutta fresca e la spolverata di cannella o curcuma.

2. Burro di mandorle e frutta

- 2 fette di pane integrale tostate

- 2 cucchiai di burro di mandorle

- Fette di mela o banane

- Spolverata di cannella o semi di chia

Spalma il burro di mandorle sulle fette di pane tostate e aggiungi le fette di mela o banane. Completa con una spolverata di cannella o semi di chia.

3. Wrap salutare

- 1 tortilla di grano integrale

- Insalata mista

- Fette di avocado

- Fette di pomodoro

- Carne di tacchino affumicato o hummus

Riempi la tortilla con insalata, fette di avocado, fette di pomodoro e carne di tacchino affumicato o hummus. Arrotola il wrap e taglialo a metà.

4. Porridge di grano saraceno

- 1/2 tazza di grano saraceno cotto

- 1 tazza di latte vegetale

- Frutta fresca a pezzetti

- 1 cucchiaio di semi di chia

- Spruzzata di miele o sciroppo d'acero

Mescola il grano saraceno cotto con il latte vegetale e scalda leggermente. Aggiungi la frutta fresca, i semi di chia e una spruzzata di miele o sciroppo d'acero.

5. Toast di patate dolci:

- 1 patata dolce a fette sottili

- Avocado schiacciato

- Fette di pomodoro

- Sale e pepe q.b.

Tosta le fette di patata dolce e spalma sopra l'avocado schiacciato. Aggiungi le fette di pomodoro e condisci con sale e pepe.

6. **Pudding di semi di chia:**

- 2 cucchiai di semi di chia

- 1 tazza di latte vegetale

- Frutta fresca (mirtilli, fragole)

- 1 cucchiaio di cocco grattugiato o mandorle affettate

Mescola i semi di chia con il latte vegetale e lascia riposare in frigorifero per almeno 30 minuti o durante la notte. Aggiungi la frutta fresca sopra il pudding di semi di chia e cospargi con il cocco grattugiato o le mandorle affettate.

Capitolo 9: Ricette per il Pranzo:

Il pranzo è un pasto fondamentale che fornisce l'energia necessaria per sostenere le attività quotidiane. Optare per un pranzo antinfiammatorio equilibrato può contribuire a mantenere stabile il livello di zucchero nel sangue, supportare il sistema immunitario e fornire nutrienti essenziali per il corpo.

Ecco perché è importante avere un pranzo antinfiammatorio equilibrato:

✓ **Fornisce energia.** Un pranzo bilanciato con proteine, carboidrati complessi e grassi sani offre una fonte di energia sostenuta per il resto della giornata. Evitando cibi ad alto contenuto di zuccheri raffinati e carboidrati semplici, si evitano picchi e cali improvvisi di zucchero nel sangue che possono portare a fatica e stanchezza.

✓ **Supporta la concentrazione.** Un pranzo equilibrato, ricco di nutrienti, fornisce il carburante necessario per sostenere la concentrazione e la produttività mentale. Alimenti ricchi di acidi grassi omega-3, vitamine del gruppo B e antiossidanti possono favorire la salute cerebrale e migliorare la funzione cognitiva.

✓ **Riduce l'infiammazione.** Scegliere alimenti antinfiammatori per il pranzo può aiutare a ridurre l'infiammazione nel corpo. Optare per alimenti ricchi di antiossidanti, come frutta e verdura colorata, legumi, noci e semi, può aiutare a contrastare l'azione dei radicali liberi e ridurre il livello di infiammazione nel corpo.

✓ **Favorisce la salute intestinale.** Una dieta antinfiammatoria per il pranzo può contribuire a mantenere un microbiota intestinale sano. L'aggiunta di alimenti fermentati, come il kimchi o lo yogurt probiotico, e di fonti di fibra, come cereali integrali e verdure, può promuovere una buona salute intestinale e un sistema digestivo efficiente.

✓ **Sazia e previene gli spuntini non salutari**. Un pranzo nutriente e soddisfacente può aiutare a prevenire gli spuntini non salutari durante il pomeriggio. Scegliere alimenti ricchi di proteine, fibre e grassi sani può favorire un senso di sazietà prolungata e ridurre la voglia di cibi ad alto contenuto di zuccheri e grassi saturi.

Per garantire un pranzo antinfiammatorio equilibrato, assicurati di includere una combinazione di proteine, carboidrati complessi, grassi sani e verdure. Sperimenta con diverse ricette che combinano ingredienti antinfiammatori per creare pasti gustosi e nutrienti che ti sostengano per il resto della giornata.

Il pranzo è spesso un pasto consumato durante la pausa lavorativa; quindi, è utile avere a disposizione idee per pasti veloci ma nutrienti.

Ecco alcuni suggerimenti per creare pasti antinfiammatori veloci e nutrienti per il pranzo:

➢ **Prepara i pasti in anticipo**. Dedica del tempo nel fine settimana per preparare alcuni elementi del pranzo in anticipo. Puoi cucinare una quantità maggiore di cereali integrali, proteine come pollo o legumi e verdure grigliate da utilizzare durante la settimana per creare pasti veloci.

➢ **Scegli una base di cereali integrali**. Utilizza cereali integrali come quinoa, farro, bulgur o riso integrale come base per il tuo pasto. Questi cereali sono ricchi di fibre e nutrienti che contribuiscono a un pranzo antinfiammatorio.

➢ **Aggiungi proteine di alta qualità**. Includi proteine magre nel tuo pasto, come pollo, tacchino, pesce, tofu o legumi. Le proteine aiutano a mantenere la sazietà e forniscono aminoacidi essenziali per la riparazione e la crescita delle cellule.

➢ **Abbraccia le verdure**. Le verdure sono un componente chiave di un pasto antinfiammatorio. Includi una varietà di verdure a foglia verde come spinaci, cavolo riccio o bietole. Puoi anche aggiungere verdure crude o cotte come pomodori, cetrioli, peperoni o carote.

➢ **Sperimenta con le spezie**. Utilizza spezie antinfiammatorie per insaporire i tuoi pasti. Curcuma, zenzero, pepe nero, cannella e origano sono solo alcune delle spezie che possono fornire benefici antinfiammatori.

➢ **Condimenti sani**. Scegli condimenti sani come olio extravergine di oliva, aceto di mele, succo di limone o salsa di tahini per arricchire il sapore dei tuoi pasti senza compromettere la loro qualità nutrizionale.

➢ **Opzioni di pasto in un unico piatto**. Opta per pasti che combinano carboidrati, proteine e verdure in un unico piatto. Ad esempio, puoi preparare un'insalata con una base di lattuga o spinaci, aggiungere proteine come pollo grigliato o fagioli, e completare con verdure, semi e condimenti sani.

➢ **Utilizza avanzi di pasti precedenti**. Riutilizza gli avanzi di cene o pranzi precedenti per creare pasti veloci. Ad esempio, puoi utilizzare il pollo arrosto rimasto per preparare un'insalata di pollo con verdure fresche.

➢ **Aggiungi grassi sani**. Incorpora grassi sani nella tua dieta, come avocado, semi di lino, noci o semi di chia. Questi grassi

forniscono nutrienti essenziali e contribuiscono a una maggiore
sazietà.

➢ **Bevi acqua**. Assicurati di idratarti durante il pranzo bevendo
abbondante acqua. L'acqua è essenziale per il corretto
funzionamento del corpo e può aiutare a mantenere un adeguato
equilibrio idrico.

Le insalate sono un'ottima opzione per un pranzo leggero, fresco e
ricco di nutrienti antinfiammatori.

<u>Ecco alcune deliziose ricette per insalate antinfiammatorie:</u>

1. Insalata Mediterranea

- 2 tazze di lattuga romana tagliata a pezzi

- 1/2 tazza di pomodorini tagliati a metà

- 1/4 di tazza di olive nere denocciolate

- 1/4 di tazza di cetrioli a fette

- 1/4 di tazza di peperoni rossi a fette

- 2 cucchiai di cipolla rossa affettata sottile

- 2 cucchiai di formaggio feta sbriciolato

- 2 cucchiai di olio extravergine d'oliva

- Succo di 1 limone

- Sale e pepe q.b.

Mescola gli ingredienti in una ciotola e condisci con olio extravergine
d'oliva, succo di limone, sale e pepe.

2. Insalata di Quinoa e Avocado

- 1 tazza di quinoa cotta

- 1 avocado maturo a cubetti

- 1/2 tazza di pomodorini tagliati a metà

- 1/4 di tazza di cipolla rossa affettata sottile

- 1/4 di tazza di olive nere denocciolate

- Succo di 1 limone

- 2 cucchiai di olio extravergine d'oliva

- Prezzemolo fresco tritato q.b.

- Sale e pepe q.b.

Mescola gli ingredienti in una ciotola e condisci con succo di limone, olio extravergine d'oliva, prezzemolo fresco tritato, sale e pepe.

3. Insalata di Barbabietole e Spinaci

- 2 tazze di spinaci freschi

- 1 barbabietola cotta a dadini

- 1/4 di tazza di noci tritate

- 2 cucchiai di semi di zucca

- 2 cucchiai di formaggio di capra sbriciolato

- 2 cucchiai di aceto di mele

- 1 cucchiaio di olio extravergine d'oliva

- Miele o sciroppo d'acero q.b.

- Sale e pepe q.b.

Mescola gli ingredienti in una ciotola e condisci con aceto di mele, olio extravergine d'oliva, un po' di miele o sciroppo d'acero, sale e pepe.

4. Insalata di Salmone e Avocado

- 2 tazze di lattuga mista

- 1/2 avocado maturo a cubetti

- 1/4 di tazza di pomodorini tagliati a metà

- 100g di salmone affumicato a pezzi

- 2 cucchiai di semi di girasole

- Succo di 1 limone

- 1 cucchiaio di olio extravergine d'oliva

- Sale e pepe q.b.

Mescola gli ingredienti in una ciotola e condisci con succo di limone, olio extravergine d'oliva, sale e pepe.

5. Insalata di Pollo alla Griglia e Quinoa

- 2 tazze di lattuga mista

- 1 tazza di quinoa cotta

- 100g di petto di pollo alla griglia tagliato a fette

- 1/4 di tazza di cetrioli a fette

- 1/4 di tazza di pomodorini tagliati a metà

- 2 cucchiai di semi di girasole

- 2 cucchiai di aceto di mele

- 1 cucchiaio di olio extravergine d'oliva

- Prezzemolo fresco tritato q.b.

- Sale e pepe q.b.

Mescola gli ingredienti in una ciotola e condisci con aceto di mele, olio extravergine d'oliva, prezzemolo fresco tritato, sale e pepe.

6. Insalata di Ceci e Avocado

- 2 tazze di insalata mista

- 1 tazza di ceci cotti

- 1/2 avocado maturo a cubetti

- 1/4 di tazza di pomodorini tagliati a metà

- 2 cucchiai di olive nere denocciolate

- Succo di 1 limone

- 1 cucchiaio di olio extravergine d'oliva

- Prezzemolo fresco tritato q.b.

- Sale e pepe q.b.

Mescola gli ingredienti in una ciotola e condisci con succo di limone, olio extravergine d'oliva, prezzemolo fresco tritato, sale e pepe.

7. Insalata di Rucola, Pesche e Mandorle

- 2 tazze di rucola

- 1 pesca tagliata a fette

- 1/4 di tazza di mandorle affettate

- 2 cucchiai di formaggio di capra sbriciolato

- 2 cucchiai di aceto balsamico

- 1 cucchiaio di olio extravergine d'oliva

- Miele o sciroppo d'acero q.b.

- Sale e pepe q.b.

Mescola gli ingredienti in una ciotola e condisci con aceto balsamico, olio extravergine d'oliva, un po' di miele o sciroppo d'acero, sale e pepe.

8. Insalata di Spinaci, Fragole e Noci

- 2 tazze di spinaci freschi

- 1/2 tazza di fragole tagliate a fette

- 1/4 di tazza di noci tritate

- 2 cucchiai di semi di girasole

- 2 cucchiai di formaggio di capra sbriciolato

- 2 cucchiai di aceto di mele

- 1 cucchiaio di olio extravergine d'oliva

- Miele o sciroppo d'acero q.b.

- Sale e pepe q.b.

Mescola gli ingredienti in una ciotola e condisci con aceto di mele, olio extravergine d'oliva, un po' di miele o sciroppo d'acero, sale e pepe.

9. Insalata di Quinoa, Verdure Arrostite e Mandorle

- 1 tazza di quinoa cotta

- Verdure arrostite come zucchine, melanzane e peperoni

- 1/4 di tazza di mandorle affettate

- Succo di 1 limone

- 2 cucchiai di olio extravergine d'oliva

- Prezzemolo fresco tritato q.b.

- Sale e pepe q.b.

Mescola gli ingredienti in una ciotola e condisci con succo di limone, olio extravergine d'oliva, prezzemolo fresco tritato, sale e pepe.

10. Insalata di Riso Nero, Avocado e Pomodorini

- 1 tazza di riso nero cotto

- 1 avocado maturo a cubetti

- 1/2 tazza di pomodorini tagliati a metà

- 2 cucchiai di olive nere denocciolate

- Succo di 1 limone

- 2 cucchiai di olio extravergine d'oliva

- Prezzemolo fresco tritato q.b.

- Sale e pepe q.b.

Mescola gli ingredienti in una ciotola e condisci con succo di limone, olio extravergine d'oliva, prezzemolo fresco tritato, sale e pepe.

10. Insalata di tonno e quinoa

- 1 tazza di quinoa cotta

- 1 lattina di tonno sgocciolato

- 1 cetriolo tagliato a cubetti

- 1 pomodoro tagliato a cubetti

- 1 peperone giallo tagliato a cubetti

- Succo di 1 limone

- 2 cucchiai di olio extravergine d'oliva

- Prezzemolo fresco tritato q.b.

- Sale e pepe q.b.

In una ciotola, mescolare la quinoa cotta, il tonno sgocciolato, il cetriolo, il pomodoro e il peperone. Condire con succo di limone, olio extravergine d'oliva, prezzemolo fresco tritato, sale e pepe. Mescolare bene tutti gli ingredienti fino a ottenere una miscela uniforme. Servire freddo come piatto principale leggero e nutriente.

<u>Ecco alcune gustose ricette per piatti principali che combinano proteine magre e verdure ricche di nutrienti per un pasto antinfiammatorio</u>:

1. Petto di pollo alla griglia con verdure e purea di broccoli

- 150g di petto di pollo

- 1 zucchina tagliata a fette

- 1 peperone giallo tagliato a strisce

- 1 cipolla rossa affettata

- 1 broccolo medio

- 2 cucchiai di olio extravergine d'oliva

- Succo di 1 limone

- Erbe aromatiche a piacere (origano, timo, rosmarino)

- Sale e pepe q.b.

Marinare il petto di pollo nel succo di limone, olio extravergine d'oliva, erbe aromatiche, sale e pepe. Grigliare il petto di pollo insieme alle verdure fino a cottura completa. Bollire il broccolo e frullarlo con acqua, un pizzico di sale e 1 cucchiaino di olio per creare la purea con cui arricchire il pollo

2. Salmone alla griglia con cavolo e carote

- 150g di filetto di salmone

- 2 tazze di cavolo tagliato a listarelle

- 1 tazza di carote a julienne

- 2 cucchiai di olio extravergine d'oliva

- Succo di 1 limone

- Zenzero fresco grattugiato q.b.

- Sale e pepe q.b.

Marinare il salmone nel succo di limone, olio extravergine d'oliva, zenzero grattugiato, sale e pepe. Grigliare il salmone fino a cottura completa. In una padella a parte, saltare il cavolo e le carote con un po' di olio extravergine d'oliva fino a quando sono tenere.

3. **Polpette di tacchino con broccoli**

  - 150g di carne di tacchino macinata

  - 1 uovo

  - 1/4 di tazza di pangrattato integrale

  - 2 cucchiai di formaggio grattugiato

  - 2 cucchiai di prezzemolo tritato

  - 1 spicchio d'aglio tritato

  - Sale e pepe q.b.

  - 2 tazze di broccoli

  - 2 cucchiai di olio extravergine d'oliva

In una ciotola, mescolare la carne di tacchino macinata, l'uovo, il pangrattato, il formaggio grattugiato, il prezzemolo tritato, l'aglio, il sale e il pepe fino a ottenere un composto omogeneo. Formare delle polpette e cuocerle in una padella antiaderente fino a doratura. In un'altra padella, saltare i broccoli con olio extravergine d'oliva fino a cottura croccante.

4. **Pollo al curry con verdure**

  - 150g di petto di pollo tagliato a cubetti

  - 1 cipolla affettata

  - 1 peperone rosso tagliato a strisce

  - 1 zucchina tagliata a cubetti

  - 1 carota tagliata a rondelle

  - 2 cucchiai di pasta di curry

- 1 lattina di latte di cocco

- 1 cucchiaio di olio extravergine d'oliva

- Sale e pepe q.b.

- Coriandolo fresco tritato per guarnire (opzionale)

In una padella, scaldare l'olio extravergine d'oliva e aggiungere la cipolla. Farla appassire leggermente, quindi aggiungere il pollo e cuocerlo fino a doratura. Aggiungere le verdure e farle saltare per alcuni minuti. Aggiungere la pasta di curry e mescolare bene. Versare il latte di cocco e portare il tutto ad ebollizione. Ridurre la fiamma e far cuocere a fuoco lento per 10-15 minuti o fino a quando il pollo e le verdure sono cotte. Aggiustare di sale e pepe. Servire con coriandolo fresco tritato come guarnizione.

5. Bistecca di manzo con spinaci e funghi

- 150g di bistecca di manzo

- 2 tazze di spinaci freschi

- 1 tazza di funghi tagliati a fette

- 1 spicchio d'aglio tritato

- 1 cucchiaio di olio extravergine d'oliva

- Succo di 1 limone

- Sale e pepe q.b.

Scalda l'olio extravergine d'oliva in una padella e aggiungi l'aglio tritato. Aggiungi la bistecca di manzo e cuocila secondo la tua preferenza di cottura. Togli la bistecca dalla padella e lascia riposare. Nella stessa padella, aggiungi gli spinaci e i funghi. Cuoci fino a quando gli spinaci sono appassiti e i funghi sono teneri. Spremi il succo di limone sulla padella e condisci con sale e pepe. Servi la bistecca affettata con gli spinaci e i funghi.

6. Tofu saltato con verdure croccanti

- 150g di tofu tagliato a cubetti

- 2 tazze di verdure croccanti (come cavolo cinese, carote e germogli di soia)

- 2 cucchiai di salsa di soia

- 1 cucchiaio di olio di sesamo

- 1 spicchio d'aglio tritato

- Zenzero fresco grattugiato q.b.

- Semi di sesamo per guarnire

In una padella, scaldare l'olio di sesamo e aggiungere l'aglio tritato e lo zenzero grattugiato. Aggiungere il tofu e farlo dorare su tutti i lati. Aggiungere le verdure e saltarle per qualche minuto fino a quando sono tenere ma croccanti. Aggiungere la salsa di soia e mescolare bene. Servire il tofu e le verdure saltate con una spolverata di semi di sesamo.

7. Pesce alla griglia con ratatouille:

- 150g di filetto di pesce (come orata o branzino)

- 1 zucchina tagliata a cubetti

- 1 melanzana tagliata a cubetti

- 1 peperone giallo tagliato a cubetti

- 1 cipolla affettata

- 2 pomodori maturi tagliati a cubetti

- 2 cucchiai di olio extravergine d'oliva

- Succo di 1 limone

- Erbe aromatiche a piacere (basilico, timo, prezzemolo)

- Sale e pepe q.b.

In una padella, scaldare l'olio extravergine d'oliva e aggiungere la cipolla. Farla appassire leggermente, quindi aggiungere le verdure (zucchine, melanzane, peperoni) e i pomodori. Cuocere a fuoco medio-basso per circa 15-20 minuti o fino a quando le verdure sono tenere. Grigliare il filetto di pesce fino a cottura completa. Condire con succo di limone, erbe aromatiche, sale e pepe. Servire il pesce sulla ratatouille di verdure.

8. **Pollo al forno con patate dolci e cavolo riccio:**

- 150g di petto di pollo

- 1 patata dolce tagliata a cubetti

- 2 tazze di cavolo riccio tagliato a strisce

- 2 cucchiai di olio extravergine d'oliva

- Spezie a piacere (paprika, curcuma, peperoncino)

- Sale e pepe q.b.

Condire il petto di pollo con le spezie, sale, pepe e olio extravergine d'oliva. Disporre il pollo e le patate dolci su una teglia da forno e cuocere a 180°C per circa 20-25 minuti o fino a quando il pollo è cotto e le patate sono morbide. Nel frattempo, saltare il cavolo riccio in una padella con un po' d'olio extravergine d'oliva fino a che è appassito. Servire il pollo con le patate dolci e il cavolo riccio.

9. Frittata di verdure con uova e spinaci

  - 3 uova

  - 2 tazze di spinaci freschi

  - 1 zucchina tagliata a cubetti

  - 1 peperone rosso tagliato a cubetti

  - 1 cipolla affettata

  - 2 cucchiai di olio extravergine d'oliva

  - Sale e pepe q.b.

In una padella antiaderente, scaldare l'olio extravergine d'oliva e aggiungere la cipolla, la zucchina e il peperone. Cuocere a fuoco medio-basso fino a quando le verdure sono tenere. Aggiungere gli spinaci e farli appassire. In una ciotola, sbattere le uova con sale e pepe. Versare le uova sulle verdure nella padella e mescolare delicatamente. Cuocere a fuoco medio-basso fino a quando le uova sono completamente cotte. Tagliare la frittata a spicchi e servire calda.

10. Involtini di tacchino

  - 4 fette di petto di tacchino sottili

  - 1 tazza di spinaci freschi

  - 1 carota grattugiata

  - 1/2 peperone rosso a strisce sottili

  - 1 cucchiaio di olio d'oliva

  - Succo di limone

  - 1 cucchiaino di curcuma in polvere

  - 1 cucchiaino di paprika affumicata

- Sale e pepe q.b.

- Filo da cucina o stuzzicadenti

Prendi le fette di petto di tacchino e appiattiscile leggermente con un batticarne. In una padella, scaldare l'olio d'oliva a fuoco medio e aggiungere gli spinaci, la carota e il peperone. Cuocere le verdure per alcuni minuti fino a quando gli spinaci sono appassiti e le altre verdure sono tenere. Spremere un po' di succo di limone sulle verdure e aggiungere la curcuma, la paprika, il sale e il pepe. Mescolare bene per distribuire le spezie e i sapori. Posizionare una fetta di petto di tacchino sul piano di lavoro e distribuire una porzione di verdure sulla fetta. Arrotolare il petto di tacchino su sé stesso per formare un involtino. Fissare l'involucro con del filo da cucina o con degli stuzzicadenti. Ripetere il processo con le altre fette di petto di tacchino e le verdure rimanenti. Scaldare una padella antiaderente a fuoco medio e cuocere gli involtini di tacchino per circa 10-12 minuti, girandoli a metà cottura, finché sono ben cotti. Rimuovere il filo da cucina o gli stuzzicadenti prima di servire. Servire gli involtini di tacchino caldi come piatto principale, accompagnati da un'insalata o verdure cotte al vapore.

11. **Polpette piccanti**

- 4 fette di petto di tacchino sottili

- 500 g di carne macinata magra (puoi utilizzare pollo, tacchino o manzo)

- 1/2 cipolla tritata finemente

- 2 spicchi d'aglio tritati

- cucchiaino di curcuma in polvere

- 1 cucchiaino di paprika affumicata

- cucchiaino di peperoncino in polvere

- Sale e pepe q.b.

- 1 uovo

- 1/4 di tazza di pangrattato o farina di pane senza glutine

- 2 cucchiai di prezzemolo fresco tritato

- Olio d'oliva per cuocere le polpette

In una ciotola grande, unisci la carne macinata, la cipolla tritata, l'aglio tritato, la curcuma, la paprika, il peperoncino in polvere (se desideri) e una generosa quantità di sale e pepe. Mescola bene per distribuire le spezie e gli aromi. Aggiungi l'uovo battuto e il pangrattato o la farina di pane senza glutine. Mescola fino a ottenere un composto omogeneo. Se l'impasto risulta troppo umido, puoi aggiungere un po' di pangrattato extra. Aggiungi il prezzemolo fresco tritato e mescola nuovamente per incorporarlo uniformemente. Forma il composto in polpette di dimensioni desiderate, usando le mani leggermente umide per evitare che si appiccichino. Scalda l'olio d'oliva in una padella antiaderente a fuoco medio-alto. Disponi le polpette nella padella calda e cuocile per circa 8-10 minuti, girandole delicatamente per farle cuocere su tutti i lati, fino a quando sono ben cotte e dorate

11. **Polpette di melanzane**

- 2 melanzane medie

- 1 cipolla tritata finemente

- 2 spicchi d'aglio tritati

- 1 cucchiaino di curcuma in polvere

- 1 cucchiaino di zenzero in polvere

- 1 cucchiaino di cumino in polvere

- 1 cucchiaino di semi di finocchio

- 1/2 tazza di pangrattato

- 1/4 tazza di farina di ceci

- Sale q.b.

- Olio extravergine di oliva per la cottura

Preriscalda il forno a 180°C. Taglia le melanzane a cubetti e mettile in una ciotola. Cospargile con un po' di sale e lasciale riposare per circa 15 minuti per eliminare l'acqua in eccesso. Spremi delicatamente le melanzane per rimuovere l'acqua e sciacquale sotto acqua corrente per eliminare il sale. In una padella, scaldare un po' di olio extravergine di oliva e aggiungere la cipolla e l'aglio tritati. Cuocere a fuoco medio fino a quando diventano traslucidi e leggermente dorati. Aggiungi le melanzane nella padella e cuoci per circa 8-10 minuti, mescolando di tanto in tanto, finché non diventano morbide e iniziano a dorarsi. Aggiungi le spezie (curcuma, zenzero, cumino e semi di finocchio) e mescola bene per distribuirle uniformemente. Trasferisci le melanzane cotte in una ciotola e lasciale raffreddare leggermente. Aggiungi il pangrattato e la farina di ceci alla ciotola e mescola bene fino a ottenere un composto omogeneo. Se necessario, aggiungi un po' di pangrattato o farina di ceci in più per ottenere una consistenza compatta. Forma delle polpette con le mani e adagiale su una teglia rivestita di carta da forno. Cuoci le polpette nel forno preriscaldato per circa 20-25 minuti o finché non diventano croccanti e leggermente dorate. Sforna le polpette di melanzane antinfiammatorie e servile calde come antipasto o accompagnamento a un piatto principale.

12. Scoloppine magre

- 4 fette di filetto di carne magra (circa 150g ciascuna)

- 2 cucchiai di farina senza glutine

- Sale e pepe q.b.

- Succo di 1 limone

- 2 cucchiai di olio extravergine di oliva

- 1/2 tazza di brodo vegetale

- 1/4 di tazza di vino bianco secco

- 2 cucchiai di prezzemolo fresco tritato

- 1 cucchiaino di zenzero fresco

Inizia battendo leggermente le fette di carne con un batticarne per renderle più tenere e sottili. Metti le fettine a marinare in una ciotola con sale, pepe, succo di limone e zenzero. Copri e lascia in frigo per 30 minuti. Tira fuori la ciotola dal frigo e passa le fette nella farina, assicurandoti di coprirle completamente. Scalda l'olio extravergine di oliva in una padella antiaderente a fuoco medio-alto. Aggiungi le fette di carne e cuocile per circa 2-3 minuti su ciascun lato, finché non diventano dorate. Rimuovi le scaloppine dalla padella e mettile da parte su un piatto caldo. Nella stessa padella, versa il brodo vegetale e il vino bianco secco. Lascia sobbollire a fuoco medio-basso per circa 5 minuti, fino a quando il liquido si riduce leggermente. Rimetti le scaloppine nella padella e cuocile per altri 2-3 minuti, in modo che si insaporiscano con il sugo. Spolvera le scaloppine con il prezzemolo fresco tritato prima di servire. Servi le scaloppine di filetto di carne magra calde, accompagnate con verdure cotte o un contorno a tua scelta.

13. **Polpette di salmone gustose**

- 400 g di salmone fresco, senza pelle e senza lische

- 1/4 di tazza di pangrattato

- 1 uovo

- 2 cucchiai di yogurt greco

- 2 cucchiai di cipolla tritata finemente

- 2 cucchiai di prezzemolo fresco tritato

- 1 spicchio d'aglio tritato

- 1 cucchiaino di senape di Digione

- Succo di 1/2 limone

- Sale e pepe q.b.

- Olio extravergine di oliva per la cottura

Inizia tagliando il salmone a cubetti e mettilo in un mixer. Trita il salmone fino a ottenere una consistenza fine, ma non completamente omogenea. Trasferisci il salmone tritato in una ciotola e aggiungi il pangrattato, l'uovo, lo yogurt greco, la cipolla tritata, il prezzemolo fresco, l'aglio tritato, la senape di Digione e il succo di limone. Condisci con sale e pepe a tuo gusto e mescola bene tutti gli ingredienti fino a ottenere un composto omogeneo. Copri la ciotola con pellicola trasparente e lascia riposare in frigorifero per almeno 30 minuti. Questo aiuterà le polpette a mantenere la loro forma durante la cottura. Trascorso il tempo di riposo, forma le polpette con le mani, prendendo circa 1-2 cucchiai di composto per ogni polpetta. Puoi anche bagnare leggermente le mani con acqua per facilitare la formazione delle polpette. Scalda dell'olio extravergine di oliva in una padella antiaderente a fuoco medio-alto. Disponi le polpette nella padella e cuocile per circa 4-5 minuti su ogni lato, o finché non diventano dorate e cotte al centro. Sforna le polpette di salmone e lasciale riposare per qualche minuto prima di servirle. Servi le polpette di salmone gustose come antipasto o come secondo piatto, accompagnandole con una salsa di tua scelta o con una fresca insalata.

14. **Barchette di zucchine ripiene**

- 4 zucchine medie

- 300 g di carne macinata di tacchino

- 1 tazza di broccoli freschi

- 1 cipolla tritata

- 2 spicchi d'aglio tritati

- 1/2 tazza di formaggio grattugiato (come il parmigiano o il pecorino)

- 2 cucchiai di olio extravergine di oliva

- 2 cucchiai di semi di lino

- 1/4 di tazza di noci tritate

- Sale e pepe q.b.

- Prezzemolo fresco tritato per guarnire

Preriscalda il forno a 180°C. Taglia le zucchine a metà nel senso della lunghezza e svuota la polpa al centro con un cucchiaino o uno scavino. Metti da parte la polpa delle zucchine. In una pentola con acqua bollente salata, cuoci i broccoli fino a quando sono morbidi. Scolali e trasferiscili in un mixer. Frulla i broccoli fino a ottenere una consistenza liscia. In una padella antiaderente, scalda l'olio extravergine di oliva a fuoco medio. Aggiungi la cipolla tritata e l'aglio e soffriggi fino a quando diventano traslucidi. Aggiungi la polpa delle zucchine tritata e cuoci per alcuni minuti fino a quando è morbida. Aggiungi la carne macinata di tacchino alla padella e cuoci fino a quando è completamente cotta e dorata. Aggiusta di sale e pepe a tuo gusto. Aggiungi i broccoli frullati, i semi di lino e le noci tritate alla padella con la carne macinata. Mescola bene per combinare tutti gli ingredienti. Riempi le mezze zucchine con il composto di carne, broccoli, semi di lino e noci e posizionale in una teglia da forno leggermente oliata. Cospargi il formaggio grattugiato sopra le zucchine ripiene. Cuoci nel forno preriscaldato per circa 25-30 minuti, o finché le zucchine sono morbide e il formaggio è dorato e fuso. Rimuovi dal forno e lascia riposare per qualche minuto. Guarnisci con prezzemolo fresco tritato.

15. Aringhe alla paprika

- 4 filetti di aringa fresca

- Succo di 1 limone

- 2 cucchiai di olio extravergine di oliva

- 1 spicchio d'aglio tritato finemente

- 1 cucchiaino di paprika dolce

- 1 cucchiaino di prezzemolo fresco tritato

- Sale e pepe q.b.

Inizia preparando una marinata per le aringhe. In una ciotola, mescola insieme il succo di limone, l'olio extravergine di oliva, l'aglio tritato, la paprika dolce, il prezzemolo fresco, sale e pepe. Mescola bene gli ingredienti fino a ottenere una marinata omogenea. Aggiungi i filetti di aringa alla marinata e assicurati che siano completamente coperti dal condimento. Lascia marinare in frigorifero per almeno 30 minuti, ma preferibilmente per 1-2 ore, in modo che i sapori si sviluppino. Preriscalda una griglia o una padella antiaderente a fuoco medio-alto. Scola le aringhe dalla marinata e scarta eventuali eccessi di condimento. Cuoci i filetti di aringa sulla griglia o nella padella per circa 3-4 minuti per lato, o fino a quando sono dorati e cotti attraverso. Trasferisci le aringhe cotte su un piatto da portata e lasciale riposare per qualche minuto. Servi le aringhe come antipasto, accompagnate da fette di limone e una spruzzata di prezzemolo fresco tritato per guarnire.

Preparare pranzi da portare al lavoro o a scuola che rispettino la dieta antinfiammatoria può essere semplice e gustoso.

Ecco alcuni consigli utili:

> ➢ Pianifica in anticipo. In questo modo, sarai preparato e avrai tutto ciò che ti serve per preparare i tuoi pranzi.

> ➢ Prepara i pasti in anticipo per risparmiare tempo durante la settimana.

> ➢ Utilizza contenitori ermetici. Scegli contenitori di dimensioni adeguate alle tue porzioni e assicurati che siano sicuri per il trasporto.

> ➢ Opta per alimenti facili da mangiare come insalate in barattolo, wrap o sandwich, piatti unici che possono essere mangiati freddi o leggermente riscaldati.

> ➢ Includi fonti di proteine magre. Questi alimenti aiutano a mantenere la sazietà e forniscono nutrienti essenziali.

> ➢ Aggiungi abbondanti verdure.
> ➢ Scegli carboidrati integrali che forniscono energia

> ➢ Condimenti sani

> ➢ Snack antinfiammatori che ti aiuteranno a evitare le tentazioni meno salutari durante il giorno e ti forniranno sostanze nutrienti per mantenere l'energia.

> ➢ Mantieni l'idratazione: Ricorda di bere a sufficienza durante la giornata. Porta con te una bottiglia d'acqua riutilizzabile e bevi regolarmente per idratarti e favorire il corretto funzionamento del tuo organismo.

➤ Prepara pasti variati. Cerca di variare i tuoi pasti per evitare la noia e ottenere una gamma completa di nutrienti.

➤ Conservazione sicura. Assicurati di conservare correttamente i tuoi pasti preparati da portare, mantenendoli al fresco in un frigorifero o utilizzando contenitori termici se necessario.

Ecco alcune ricette di pasti da portare al lavoro che rispettano la dieta antinfiammatoria:

1. **Wrap di pollo e avocado**

- 150g di petto di pollo alla griglia tagliato a strisce

- 1 avocado maturo, affettato

- Verdure a scelta (lattuga, pomodori, cetrioli)

- 2 cucchiai di hummus

- Tortilla integrale o senza glutine

Spalma l'hummus sulla tortilla, quindi aggiungi il pollo, l'avocado e le verdure. Arrotola il wrap saldamente e avvolgilo in un foglio di alluminio o nella pellicola trasparente per portarlo al lavoro.

2. **Zuppa di lenticchie**

- 1 tazza di lenticchie

- 1 cipolla tritata

- 2 carote a cubetti

- 2 gambi di sedano a fette

- 3 tazze di brodo vegetale

- 1 cucchiaino di curcuma

- 1 cucchiaino di paprika

- Sale e pepe q.b.

In una pentola, soffriggi la cipolla fino a doratura. Aggiungi le carote, il sedano e le lenticchie. Versa il brodo vegetale e aggiungi la curcuma, la paprika, il sale e il pepe. Porta a ebollizione, quindi riduci il fuoco e lascia cuocere a fuoco basso per circa 20-25 minuti o finché le lenticchie sono tenere. Trasferisci la zuppa in un contenitore termico e portala al lavoro.

3. Wrap vegano di hummus e verdure

- 2 cucchiai di hummus

- Verdure a scelta (spinaci, pomodori, cetrioli, peperoni)

- 1/4 di avocado a fette

- 2 fogli di lattuga o tortilla integrale

Spalma l'hummus sulla tortilla o sui fogli di lattuga. Aggiungi le verdure e l'avocado. Arrotola il wrap e avvolgilo in un foglio di alluminio o nella pellicola trasparente per portarlo al lavoro.

4. Insalata di ceci e pomodori

- 1 lattina di ceci scolati e risciacquati

- 1 pomodoro a cubetti

- 1/4 di cipolla rossa tritata

- 2 cucchiai di prezzemolo fresco tritato

- Succo di 1 limone

- 1 cucchiaio di olio extravergine d'oliva

- Sale e pepe q.b.

In una ciotola, mescola insieme i ceci, il pomodoro, la cipolla rossa e il prezzemolo. Condisci con succo di limone, olio extravergine d'oliva, sale e pepe. Conserva in un contenitore ermetico e porta al lavoro.

Oltre questi spunti potete attingere alle ricette per le insalate presentate precedentemente in quanto sono ottimi pasti da portare a lavoro, veloci da preparare e leggeri.

Capitolo 10 - Ricette per la Cena

La cena è un momento cruciale per la dieta antinfiammatoria poiché rappresenta l'ultima occasione della giornata per nutrire il nostro corpo con alimenti che favoriscono la riduzione dell'infiammazione e il benessere generale. Una cena equilibrata e antinfiammatoria può contribuire a garantire un sonno riposante e una buona rigenerazione notturna, oltre a preparare il corpo per un nuovo giorno di salute e vitalità.

La scelta di alimenti antinfiammatori per la cena può aiutare a contrastare l'accumulo di infiammazione nel corpo, promuovendo la guarigione, il ripristino e il riequilibrio durante la notte. Inoltre, una cena equilibrata può favorire una digestione ottimale, fornendo al corpo tutti i nutrienti necessari per sostenere il processo di recupero notturno.

Importanza di una cena equilibrata nella dieta antinfiammatoria:

✓ **Riduzione dell'infiammazione.** Una cena antinfiammatoria può contribuire a ridurre l'infiammazione nel corpo, fornendo nutrienti che supportano la funzione immunitaria e riducono lo stress ossidativo.

✓ **Supporto alla digestione.** Una cena equilibrata e leggera favorisce una digestione ottimale, permettendo al corpo di assorbire al meglio i nutrienti e riducendo il carico di lavoro dell'apparato digerente durante la notte.

✓ **Promozione del sonno riposante.** Alcuni alimenti, come quelli ricchi di triptofano, melatonina e magnesio, possono favorire un sonno di qualità. Una cena antinfiammatoria può includere alimenti che contengono queste sostanze, aiutando a garantire un sonno riposante e rigenerante.

✓ **Sostenere il recupero notturno**. Durante la notte, il corpo lavora per riparare e rigenerare i tessuti, bilanciare i livelli ormonali e ottimizzare le funzioni vitali. Una cena equilibrata può fornire i nutrienti necessari per sostenere questo processo di recupero e favorire il benessere generale.

✓ **Preparazione per il giorno successivo**. Una cena nutritiva può fornire l'energia e la vitalità necessarie per affrontare il giorno successivo. Mangiare cibi antinfiammatori a cena può contribuire a mantenere un livello di energia stabile, migliorare la concentrazione e sostenere le attività quotidiane.

Quando si pianificano pasti antinfiammatori per la cena, è importante considerare una combinazione di nutrienti chiave che supportano la riduzione dell'infiammazione e promuovono una buona salute generale.

<u>Ecco alcune gustose ricette per piatti principali a base di pesce, legumi e altre proteine antinfiammatorie da includere nella tua dieta:</u>

1. Salmone alla griglia con salsa di avocado e cetrioli

- Filetto di salmone fresco

- Succo di limone

- Sale e pepe

- Avocado maturo

- Cetrioli a fette

- Coriandolo fresco

Marinare il filetto di salmone con succo di limone, sale e pepe.
Grigliare il salmone fino a quando risulta tenero e leggermente dorato.
Preparare la salsa di avocado frullando l'avocado con succo di limone,
sale e pepe. Servire il salmone grigliato con una generosa cucchiaiata
di salsa di avocado e guarnire con fette di cetriolo e coriandolo fresco.

2. Insalata di ceci e tonno

- Ceci in scatola, scolati e sciacquati

- Tonno in scatola, scolato

- Pomodori ciliegini, tagliati a metà

- Olive nere senza nocciolo, affettate

- Cipolla rossa, affettata sottilmente

- Prezzemolo fresco, tritato

- Olio extravergine d'oliva

- Succo di limone

- Sale e pepe

In una ciotola, combinare i ceci, il tonno, i pomodori ciliegini, le olive
e la cipolla rossa. Condire con olio extravergine d'oliva, succo di
limone, sale e pepe. Aggiungere il prezzemolo tritato e mescolare
delicatamente. Lasciare riposare in frigorifero per almeno 30 minuti
per far insaporire gli ingredienti. Servire come piatto unico o come
contorno.

3. **Pollo al curry con verdure**

- Petto di pollo, tagliato a pezzi

- Curry in polvere

- Latte di cocco

- Zucchine, tagliate a cubetti

- Peperoni, tagliati a strisce

- Cipolla, affettata

- Aglio, tritato

- Zenzero, grattugiato

- Olio di cocco

- Sale e pepe

In una padella, scaldare l'olio di cocco e aggiungere la cipolla, l'aglio e lo zenzero. Rosolare per qualche minuto. Aggiungere il petto di pollo e cuocere fino a quando è dorato. Aggiungere il curry in polvere e mescolare per insaporire.

4. **Sformato di quinoa e verdure**

- Quinoa, cotta

- Verdure miste (come zucchine, peperoni, melanzane), tagliate a

   dadini

- Cipolla, affettata

- Aglio, tritato

- Uova

- Formaggio grattugiato (come parmigiano o pecorino), opzionale

96

- Olio extravergine d'oliva

- Sale e pepe

In una padella, scaldare l'olio extravergine d'oliva e aggiungere la cipolla e l'aglio. Rosolare fino a quando sono morbidi. Aggiungere le verdure tagliate a dadini e cuocere fino a quando sono tenere. In una ciotola, sbattere le uova e aggiungere la quinoa cotta, il formaggio grattugiato (se desiderato), le verdure saltate, sale e pepe. Mescolare bene. Versare il composto in una teglia da forno leggermente oliata e livellare la superficie. Cuocere in forno preriscaldato a 180°C per circa 25-30 minuti, o fino a quando lo sformato è dorato e cotto al centro. Servire caldo come piatto principale o accompagnamento.

5. Tacos di pesce alla griglia con salsa di avocado

- Filetti di pesce bianco (come merluzzo o branzino)

- Mix di spezie per pesce (come paprika, cumino, pepe di Cayenna)

- Tortillas di mais o farina integrale

- Cavolo rosso, affettato sottilmente

- Pomodori, a dadini

- Salsa di avocado (avocado maturo, succo di lime, coriandolo, sale

  e pepe)

- Yogurt greco, opzionale

Condire i filetti di pesce con il mix di spezie per pesce. Grigliare i filetti di pesce fino a quando sono cotti e leggermente dorati. Scaldate le tortillas in una padella o nel microonde. Riempire le tortillas con il pesce grigliato, il cavolo rosso, i pomodori a dadini e la salsa di avocado. Aggiungere una spruzzata di yogurt greco (se desiderato) e servire come tacos di pesce freschi e saporiti.

6. **Pollo al limone con asparagi**

- Ingredienti:

  - Petto di pollo, tagliato a fette sottili

  - Succo di limone fresco

  - Aglio, tritato

  - Rosmarino fresco, tritato

  - Asparagi, puliti e spezzettati

  - Olio extravergine d'oliva

  - Sale e pepe

Marinare le fette di petto di pollo con succo di limone, aglio tritato, rosmarino fresco, sale e pepe per almeno 30 minuti. Scaldare un po' di olio extravergine d'oliva in una padella e cuocere il pollo fino a quando è dorato e cotto al centro. In una padella separata, cuocere gli asparagi con un po' di olio extravergine d'oliva, sale e pepe fino a quando sono teneri ma croccanti. Servire il pollo al limone con gli asparagi come contorno.

7. **Insalata di quinoa con gamberi e avocado**

  - Quinoa, cotta

  - Gamberi, sgusciati e puliti

  - Avocado, tagliato a cubetti

  - Pomodorini ciliegia, tagliati a metà

  - Olive nere, affettate

  - Succo di limone

  - Prezzemolo fresco, tritato

- Olio extravergine d'oliva

- Sale e pepe

Cuocere i gamberi in padella con un po' di olio extravergine d'oliva fino a quando sono rosa e ben cotti. In una ciotola, mescolare la quinoa cotta, i gamberi, l'avocado a cubetti, i pomodorini ciliegia, le olive, il succo di limone e il prezzemolo tritato. Condire con olio extravergine d'oliva, sale e pepe. Mescolare delicatamente tutti gli ingredienti e servire l'insalata di quinoa con gamberi come piatto principale leggero e saporito.

8. **Polpette di lenticchie e verdure**

- Lenticchie rosse, cotte

- Verdure miste (come carote, zucchine, cipolle), tritate finemente

- Pane grattugiato integrale

- Uova

- Paprika affumicata

- Timo fresco, tritato

- Olio extravergine d'oliva

- Sale e pepe

In una ciotola, mescolare le lenticchie cotte, le verdure tritate, il pane grattugiato, le uova, la paprika affumicata, il timo fresco, il sale e il pepe. Formare polpette con il misto e appiattirle leggermente. Scaldare un po' di olio extravergine d'oliva in una padella e cuocere le polpette fino a quando sono dorate e croccanti su entrambi i lati. Servire le polpette di lenticchie e verdure con un contorno di verdure fresche o una salsa leggera.

9. Pesce alla griglia con salsa di mango e peperoncino:

  - Filetti di pesce (come tilapia, halibut o salmone)

  - Mango maturo, sbucciato e tagliato a cubetti

  - Peperoncino rosso, tritato finemente

  - Succo di lime

  - Coriandolo fresco, tritato

  - Olio extravergine d'oliva

  - Sale e pepe

Marinare i filetti di pesce con olio extravergine d'oliva, succo di lime, sale e pepe per almeno 30 minuti. Grigliare i filetti di pesce fino a quando sono cotti e leggermente dorati. In una ciotola, mescolare il mango a cubetti, il peperoncino rosso, il succo di lime, il coriandolo fresco, sale e pepe per preparare la salsa di mango e peperoncino. Servire il pesce alla griglia con la salsa di mango e peperoncino come condimento fresco e aromatico.

10. Pollo al curry di ceci

  - Petto di pollo, tagliato a cubetti

  - Ceci cotti, scolati e sciacquati

  - Cipolla, affettata

  - Aglio, tritato

  - Zenzero fresco, grattugiato

  - Latte di cocco

  - Curry in polvere

  - Olio extravergine d'oliva

- Prezzemolo fresco, tritato

- Sale e pepe

In una padella, scaldare un po' di olio extravergine d'oliva e rosolare la cipolla, l'aglio e lo zenzero fino a quando sono morbidi e aromatici. Aggiungere il pollo a cubetti e cuocere fino a quando è dorato. Aggiungere il curry in polvere e mescolare per insaporire. Aggiungere i ceci, il latte di cocco, il sale e il pepe. Cuocere per alcuni minuti fino a quando il pollo è completamente cotto e la salsa si è addensata leggermente. Servire il pollo al curry di ceci con una spolverata di prezzemolo fresco e accompagnarlo con riso integrale o pane integrale.

11. **Couscous alle verdure e tofu**

- Couscous integrale, cotto

- Tofu, tagliato a cubetti

- Verdure miste (come zucchine, peperoni, carote), tagliate a

  cubetti

- Cipolla, affettata

- Aglio, tritato

- Paprika affumicata

- Timo fresco, tritato

- Olio extravergine d'oliva

- Succo di limone

- Sale e pepe

In una padella, scaldare un po' di olio extravergine d'oliva e aggiungere la cipolla e l'aglio. Rosolare fino a quando sono morbidi. Aggiungere il tofu e le verdure tagliate a cubetti. Cuocere fino a quando le verdure sono tenere ma croccanti. Condire con paprika affumicata, timo fresco, succo di limone, sale e pepe. Aggiungere il couscous cotto nella padella e mescolare delicatamente fino a quando tutti gli ingredienti sono ben combinati. Servire il couscous alle verdure e tofu come piatto principale completo e saporito.

12. **Zuppa di lenticchie e verdure**

- Lenticchie verdi, cotte

- Verdure miste (come sedano, carote, pomodori), tagliate a dadini

- Cipolla, affettata

- Aglio, tritato

- Brodo vegetale

- Prezzemolo fresco, tritato

- Olio extravergine d'oliva

- Sale e pepe

In una pentola, scaldare un po' di olio extravergine d'oliva e aggiungere la cipolla e l'aglio. Rosolare fino a quando sono morbidi. Aggiungere le verdure tagliate a dadini e cuocere fino a quando sono tenere. Aggiungere le lenticchie cotte e il brodo vegetale. Portare ad ebollizione e ridurre la fiamma. Cuocere a fuoco lento per circa 20-30 minuti. Condire con sale, pepe e prezzemolo fresco tritato. Servire la zuppa di lenticchie e verdure calda, accompagnata da crostini di pane integrale.

13. **Salmone al forno con salsa di senape e miele**

- Filetto di salmone fresco

- Senape di Dijon

- Miele

- Succo di limone

- Zenzero fresco, grattugiato

- Prezzemolo fresco, tritato

- Olio extravergine d'oliva

- Sale e pepe

Preriscaldare il forno a 180°C. In una ciotola, mescolare insieme la senape di Dijon, il miele, il succo di limone, lo zenzero grattugiato, il prezzemolo fresco, l'olio extravergine d'oliva, il sale e il pepe. Posizionare il filetto di salmone su una teglia da forno foderata con carta da forno. Spalmare la salsa di senape e miele sul filetto di salmone, assicurandosi di coprire completamente la superficie. Cuocere in forno per circa 12-15 minuti, o fino a quando il salmone è cotto e si sbriciola facilmente con una forchetta. Servire il salmone al forno con salsa di senape e miele come piatto principale, accompagnato da verdure al vapore o una insalata fresca.

14. Insalata di pollo alla mediterranea

- Petto di pollo, cotto e tagliato a cubetti

- Pomodori, tagliati a dadini

- Cetrioli, tagliati a dadini

- Olive nere, affettate

- Cipolla rossa, affettata sottilmente

- Feta, sbriciolata

- Prezzemolo fresco, tritato

- Olio extravergine d'oliva

- Succo di limone

- Sale e pepe

In una ciotola, combinare il pollo a cubetti, i pomodori, i cetrioli, le olive, la cipolla rossa, la feta e il prezzemolo fresco. Condire con olio extravergine d'oliva, succo di limone, sale e pepe. Mescolare delicatamente tutti gli ingredienti fino a quando sono ben combinati. Lasciare riposare in frigorifero per almeno 30 minuti per far insaporire gli ingredienti. Servire l'insalata di pollo alla mediterranea come piatto principale leggero e gustoso.

15. Tofu al curry con purea di cavolfiore

- 200g di tofu

- 1 cucchiaio di curry in polvere

- 1 cucchiaino di aglio in polvere

- 1 cucchiaino di zenzero in polvere

- 1/2 cucchiaino di cumino in polvere

- 1/2 cucchiaino di paprika dolce

- 1 cavolfiore medio, tagliato a cimette

- 1 cipolla, affettata

- 2 cucchiai di olio d'oliva

- Sale e pepe q.b.

Taglia il tofu a cubetti e mettilo in una ciotola. Aggiungi il curry in polvere, l'aglio in polvere, lo zenzero in polvere, il cumino in polvere, la paprika dolce, sale e pepe. Mescola bene per coprire tutto il tofu con le spezie. Lascia marinare per circa 15-20 minuti. Nel frattempo, porta a ebollizione una pentola d'acqua leggermente salata. Aggiungi le cimette di cavolfiore e cuoci per circa 8-10 minuti, fino a quando diventano tenere. In una padella, scalda l'olio d'oliva e aggiungi la cipolla affettata. Cuoci fino a quando diventa trasparente e morbida. Aggiungi il tofu marinato nella padella e cuoci per circa 6-8 minuti, mescolando occasionalmente, finché il tofu diventa dorato e croccante. Scola il cavolfiore cotto e trasferiscilo in un mixer. Frulla fino a ottenere una consistenza liscia e setosa. Disponi il tofu al curry su un piatto da portata e aggiungi una generosa porzione di purea di cavolfiore sopra di esso. Guarnisci con prezzemolo fresco e servi caldo.

16. Quinoa alle verdure grigliate

- Quinoa, cotta

- Verdure grigliate (come melanzane, zucchine, peperoni), tagliate a pezzetti

- Pomodorini, tagliati a metà

- Cipolla rossa, affettata sottilmente

- Olive nere, affettate

- Prezzemolo fresco, tritato

- Succo di limone

- Olio extravergine d'oliva

- Sale e pepe

In una ciotola, combinare la quinoa cotta, le verdure grigliate, i pomodorini, la cipolla rossa, le olive nere e il prezzemolo fresco. Condire con succo di limone, olio extravergine d'oliva, sale e pepe. Mescolare delicatamente tutti gli ingredienti fino a quando sono ben combinati. Lasciare riposare in frigorifero per almeno 30 minuti per far insaporire gli ingredienti. Servire la quinoa alle verdure grigliate come piatto principale fresco e colorato.

17. Piatto di salmone con riso integrale e verdure al vapore

- Filetto di salmone fresco

- Riso integrale, cotto

- Verdure miste al vapore (come broccoli, carote, piselli)

- Succo di limone

- Olio extravergine d'oliva

- Sale e pepe

Preriscaldare il forno a 180°C. Posizionare il filetto di salmone su una teglia da forno foderata con carta da forno. Spruzzare il succo di limone sul salmone e condire con olio extravergine d'oliva, sale e pepe. Cuocere in forno per circa 12-15 minuti, o fino a quando il salmone è cotto e si sbriciola facilmente con una forchetta. Servire il filetto di salmone con riso integrale e verdure al vapore come piatto principale completo e salutare.

18. Pollo alla griglia con salsa di peperoncino dolce

- Petto di pollo, marinato con olio extravergine d'oliva, succo di limone, aglio tritato e pepe di Cayenna

- Salsa di peperoncino dolce

- Zucchine, tagliate a fette sottili

- Pomodorini, tagliati a metà

- Prezzemolo fresco, tritato

- Sale e pepe

Preriscaldare la griglia. Cuocere il petto di pollo marinato sulla griglia fino a quando è completamente cotto e ha ottenuto delle belle striature. In una ciotola, mescolare la salsa di peperoncino dolce con un po' di succo di limone e prezzemolo fresco tritato. In una padella separata, cuocere le fette di zucchine fino a quando sono tenere ma croccanti. Disporre il petto di pollo alla griglia su un piatto da portata e versare sopra la salsa di peperoncino dolce. Aggiungere le zucchine e i pomodorini tagliati a metà come contorno. Condire con sale e pepe. Servire il pollo alla griglia con salsa di peperoncino dolce come piatto principale saporito e leggermente piccante.

19. Involtini di melanzane con trota salmonata

- 2 melanzane

- 200 g di trota salmonata affumicata

- 100 g di formaggio cremoso a basso contenuto di grassi

- 2 cucchiai di prezzemolo fresco tritato

- 2 cucchiai di noci tritate

- 1 spicchio d'aglio tritato

- Sale e pepe q.b.

- Olio extravergine di oliva

- Salsa di pomodoro (facoltativa)

Taglia le melanzane a fette lunghe e sottili. Griglia le fette di melanzane su entrambi i lati fino a quando sono morbide e leggermente dorati. Mettile da parte. In una ciotola, mescola il formaggio cremoso, il prezzemolo, le noci tritate, l'aglio tritato, sale e pepe. Prendi una fetta di melanzana grigliata e spalma un po' di ripieno di formaggio cremoso su di essa. Aggiungi un pezzo di trota salmonata affumicata sulla parte superiore del formaggio cremoso. Arrotola la fetta di melanzana con il ripieno al suo interno e ripeti il procedimento con le altre fette. Scalda una padella antiaderente con un filo di olio extravergine di oliva. Cuoci gli involtini di melanzane fino a quando sono dorati su tutti i lati. Se desideri, puoi servire gli involtini di melanzane con salsa di pomodoro calda come condimento.

20. **Salmone tataki**

   - 2 filetti di salmone fresco

   - 2 cucchiai di salsa di soia con basso contenuto di sale

   - 1 cucchiaio di olio di sesamo

   - Succo di 1 limone

   - 1 cucchiaino di zenzero fresco grattugiato

   - 1 spicchio d'aglio tritato finemente

- Semi di sesamo per guarnire

- Sale e pepe q.b.

- Olio extravergine di oliva per la cottura

Preriscalda una padella antiaderente a fuoco medio-alto e aggiungi un filo d'olio extravergine di oliva. Condisci i filetti di salmone con sale e pepe su entrambi i lati. Disponi i filetti di salmone nella padella calda e cuoci per circa 2-3 minuti per lato, o fino a quando sono leggermente dorati all'esterno ma ancora rosa e succosi all'interno. La cottura può variare in base allo spessore dei filetti di salmone, quindi assicurati di controllare la cottura interna. Mentre il salmone cuoce, prepara la marinata mescolando insieme la salsa di soia, l'olio di sesamo, il succo di limone, lo zenzero grattugiato e l'aglio tritato. Quando il salmone è pronto, rimuovilo dalla padella e lascialo raffreddare leggermente per alcuni minuti. Taglia il salmone a fette sottili. Versa la marinata sopra le fette di salmone, assicurandoti che siano ben ricoperte. Lascia marinare per circa 10-15 minuti per consentire ai sapori di amalgamarsi. Disponi le fette di salmone tataki su un piatto da portata e cospargi con semi di sesamo.

21. Zuppa ramen pollo e verdure

- 2 petti di pollo senza pelle

- 4 tazze di brodo di pollo o vegetale a basso contenuto di sodio

- 2 spicchi d'aglio tritati

- 1 cucchiaio di zenzero fresco grattugiato

- 2 cucchiai di miso

- 2 cucchiai di salsa di soia a basso contenuto di sodio

- 1 cucchiaio di olio di sesamo

- 1 carota tagliata a fettine sottili

- 1 zucchina tagliata a fettine sottili

- 1 peperone rosso tagliato a julienne

- 100 g di germogli di soia

- 2 uova sode

- 200 g di noodles di riso o noodles di grano saraceno

- Cipollotti freschi tritati per guarnire

- Semi di sesamo tostati per guarnire

In una pentola, portare il brodo di pollo a ebollizione. Aggiungere i petti di pollo e cuocere fino a quando sono ben cotti, circa 15-20 minuti. Rimuovere il pollo dalla pentola e sminuzzarlo. Nella stessa pentola, aggiungere l'aglio tritato, lo zenzero grattugiato, il miso, la salsa di soia e l'olio di sesamo. Mescolare bene per combinare gli ingredienti e farli sciogliere nel brodo. Aggiungere le verdure tagliate a fettine sottili (carota, zucchina, peperone) e i germogli di soia al brodo. Cuocere per circa 5-7 minuti, fino a quando le verdure sono tenere ma ancora croccanti. Nel frattempo, preparare le uova sode. Portare a ebollizione una pentola d'acqua e far bollire le uova per circa 7-8 minuti. Scolarle e immergerle in acqua fredda per fermare la cottura. Sbucciarle e tagliarle a metà. Cuocere i noodles di riso o grano saraceno secondo le istruzioni riportate sulla confezione. Per servire, mettere una porzione di noodles in ogni ciotola. Versare la zuppa con il brodo e le verdure sopra i noodles. Aggiungere il pollo sminuzzato e mezzo uovo sodo a ciascuna ciotola. Guarnire con cipollotti freschi tritati e semi di sesamo tostati. Servire la zuppa ramen calda e gustare immediatamente.

22. Salmone Grigliato con Salsa di Mango e Avocado

- 2 filetti di salmone fresco

- 1 mango maturo, pelato e tagliato a cubetti

- 1 avocado maturo, sbucciato e tagliato a cubetti

- Succo di 1 lime

- 2 cucchiai di coriandolo fresco tritato

- Sale e pepe q.b.

- Olio extravergine di oliva per la cottura

Preriscalda la griglia a fuoco medio-alto. Condisci i filetti di salmone con sale e pepe su entrambi i lati. Spennella leggermente i filetti di salmone con olio extravergine di oliva. Metti i filetti di salmone sulla griglia calda e cuoci per circa 4-5 minuti per lato, o fino a quando sono ben cotti e si sfaldano facilmente con una forchetta. Nel frattempo, prepara la salsa di mango e avocado. In una ciotola, mescola insieme il mango, l'avocado, il succo di lime e il coriandolo tritato. Aggiusta di sale e pepe a tuo gusto. Una volta cotto, trasferisci il salmone grigliato su un piatto da portata. Versa la salsa di mango e avocado sopra i filetti di salmone. Puoi servire il salmone grigliato con salsa di mango e avocado come piatto principale, accompagnandolo con riso integrale o una fresca insalata mista.

23. **Chili messicano light**

- 1 cipolla grande, tritata finemente

- 2 spicchi d'aglio, tritati finemente

- 1 peperone rosso, tagliato a cubetti

- 1 peperone verde, tagliato a cubetti

- 2 carote, tagliate a cubetti

- 2 coste di sedano, tagliate a cubetti

- 400 g di pomodori a cubetti (in scatola)

- 400 g di fagioli neri (in scatola), sciacquati e scolati

- 400 g di fagioli rossi (in scatola), sciacquati e scolati

- 2 cucchiai di pasta di pomodoro

- 1 cucchiaino di cumino in polvere

- 1 cucchiaino di paprika affumicata

- 1 cucchiaino di peperoncino in polvere (opzionale per un tocco

  piccante)

- Sale e pepe q.b.

- Olio extravergine di oliva per la cottura

- Prezzemolo fresco tritato per guarnire

In una pentola capiente, scaldare un filo d'olio extravergine di oliva a fuoco medio. Aggiungere la cipolla e l'aglio tritati e cuocere fino a quando diventano morbidi e traslucidi. Aggiungere i peperoni, le carote e il sedano e cuocere per altri 5 minuti, fino a quando le verdure si ammorbidiscono leggermente. Aggiungere i pomodori a cubetti, i fagioli neri e rossi, la pasta di pomodoro, il cumino, la paprika e il peperoncino in polvere (se desiderato). Mescolare bene per combinare gli ingredienti. Portare il chili a ebollizione, quindi ridurre il fuoco e far cuocere a fuoco lento per circa 20-30 minuti, lasciando che i sapori si amalgamino. Assaggiare e regolare di sale e pepe secondo il proprio gusto. Servire il chili caldo, guarnito con prezzemolo fresco tritato. Puoi accompagnare il chili con riso integrale o tortillas di mais per un pasto completo.

24. Salmone al forno con salsa di limone

- 2 filetti di salmone freschi

- Succo di 1 limone

- Scorza grattugiata di 1 limone

- 2 cucchiai di prezzemolo fresco tritato

- 2 cucchiai di erba cipollina fresca tritata

- Sale e pepe q.b.

- Olio extravergine di oliva

- Fette di limone per guarnire

Preriscalda il forno a 180°C. Disponi i filetti di salmone su una teglia da forno foderata con carta da forno. Spremi il succo di un limone e versa uniformemente sui filetti di salmone. Spolvera la scorza grattugiata di limone, il prezzemolo tritato e l'erba cipollina sui filetti di salmone. Aggiusta di sale e pepe a tuo gusto. Irrora leggermente i filetti di salmone con un filo d'olio extravergine di oliva. Cuoci il salmone nel forno preriscaldato per circa 12-15 minuti, o fino a quando il salmone risulta morbido e si sfalda facilmente con una forchetta. Una volta cotto, puoi guarnire il salmone al forno con fette di limone fresche per un tocco decorativo. Servi il salmone al forno con salsa di limone e erbe caldo come piatto principale, accompagnato da contorni di verdure fresche o patate al forno.

25. Tortino di Sgombro al Forno con Patate e Verdure

- 2 filetti di sgombro freschi

- 2 patate medie, sbucciate e tagliate a fette sottili

- 1 zucchina media, tagliata a rondelle sottili

- 1 peperone rosso, tagliato a strisce sottili

- 1 cipolla rossa, affettata sottile

- 2 cucchiai di prezzemolo fresco tritato

- Succo di 1 limone

- Sale e pepe q.b.

- Olio extravergine di oliva

Preriscalda il forno a 180°C. Disponi le fette di patate sul fondo di una teglia da forno leggermente unta con olio extravergine di oliva. Posiziona i filetti di sgombro sopra le patate. Distribuisci le rondelle di zucchina, le strisce di peperone e le fette di cipolla sui filetti di sgombro. Spruzza il succo di limone uniformemente sul pesce e sulle verdure. Condisci con sale, pepe e prezzemolo tritato. Copri la teglia con un foglio di alluminio e cuoci in forno per circa 25-30 minuti, o fino a quando le patate sono tenere e il pesce è cotto. Rimuovi il foglio di alluminio e cuoci per altri 5-10 minuti, o fino a quando le verdure sono leggermente dorati. Servi il tortino di sgombro al forno caldo come piatto principale, accompagnato da una fresca insalata mista.

<u>Ecco alcune idee per contorni ricchi di fibre e nutrienti da abbinare ai tuoi piatti principali antinfiammatori:</u>

1. **Insalata di quinoa e verdure**. Prepara un'insalata leggera e nutriente combinando quinoa cotta, verdure a cubetti (come cetrioli, pomodori, peperoni), prezzemolo fresco e una vinaigrette leggera a base di olio extravergine d'oliva, succo di limone, aglio, sale e pepe.

2. **Verdure al vapore**. Scegli una varietà di verdure come broccoli, carote, cavolfiori e fagiolini, e cuocile al vapore per mantenere intatte le loro proprietà nutritive. Aggiungi un filo d'olio extravergine d'oliva e un pizzico di sale per condire.

3. **Spinaci saltati con aglio**. In una padella, scaldare un po' d'olio extravergine d'oliva e uno spicchio d'aglio tritato. Aggiungere gli spinaci freschi e saltarli fino a quando sono appassiti. Aggiungere sale e pepe a piacere.

4. **Quinoa e verdure al forno**. Cuoci la quinoa e poi mescolala con verdure a dadini come zucchine, melanzane, peperoni e cipolle. Condisci con olio extravergine d'oliva, aglio, erbe aromatiche e cuoci in forno fino a quando le verdure sono tenere.

5. **Patate dolci arrostite**. Taglia le patate dolci a spicchi e condiscile con olio extravergine d'oliva, paprika affumicata, aglio in polvere e sale. Cuoci in forno fino a quando sono morbide e leggermente croccanti.

6. **Cavoletti di Bruxelles saltati in padella**. Taglia i cavoletti di Bruxelles a metà e saltali in padella con olio extravergine d'oliva, aglio, sale e pepe fino a quando sono cotti ma croccanti. Puoi aggiungere anche un po' di aceto balsamico per un tocco di dolcezza.

7. **Insalata di cavolo**. Mescola il cavolo a listarelle con carote grattugiate, cipolla rossa affettata, semi di girasole e una vinaigrette leggera a base di olio extravergine d'oliva, aceto di mele, senape di Dijon, succo di limone, sale e pepe.

8. **Fagiolini verdi saltati con mandorle**: In una padella, scaldare un po' d'olio extravergine d'oliva e aggiungere i fagiolini verdi freschi. Saltare fino a quando sono teneri ma croccanti. Aggiungere mandorle affettate tostate per un tocco di croccantezza.

9. **Funghi trifolati**. Taglia i funghi a fette e saltali in padella con aglio, prezzemolo fresco, olio extravergine d'oliva, sale e pepe. Cuoci fino a quando sono teneri e dorati.

10. **Riso integrale alle erbe**. Cuoci il riso integrale secondo le istruzioni sulla confezione. Una volta cotto, mescola il riso con erbe aromatiche fresche tritate come prezzemolo, basilico o coriandolo. Aggiungi un filo d'olio extravergine d'oliva, succo di limone e sale e mescola bene.

Questi contorni ricchi di fibre e nutrienti completeranno il tuo pasto antinfiammatorio, fornendo un'ampia varietà di sapori e texture. Scegli i contorni che preferisci e abbinali ai tuoi piatti principali per un pasto completo e salutare. Buon appetito!

Capitolo 11 - Ricette per Spuntini e Dessert

Gli snack e i dessert nella dieta antinfiammatoria svolgono un ruolo importante nel fornire nutrienti essenziali, mantenere stabili i livelli di zucchero nel sangue e soddisfare le voglie in modo sano. Spesso, la scelta degli snack giusti può aiutarti a prevenire la fame eccessiva e le scelte alimentari sbagliate durante la giornata.

Quando si tratta di snack e dessert antinfiammatori, l'obiettivo è optare per alimenti che siano nutrienti, ricchi di antiossidanti e con basso contenuto di zuccheri raffinati. Gli snack e i dessert antinfiammatori possono essere una combinazione di frutta fresca, noci, semi, yogurt, cereali integrali, spezie e dolcificanti naturali.

Ecco alcuni consigli per la sostituzione di ingredienti per rendere i tuoi dessert preferiti più amici della dieta antinfiammatoria:

✓ Sostituisci lo zucchero bianco raffinato con dolcificanti naturali come il miele, lo sciroppo d'acero o lo stevia. Questi dolcificanti hanno un minor impatto sull'infiammazione rispetto allo zucchero raffinato.

✓ Utilizza farine integrali o alternative senza glutine al posto della farina bianca. Puoi optare per farina di mandorle, farina di cocco, farina di riso integrale o farina di grano saraceno per aggiungere nutrienti e ridurre l'infiammazione.

✓ Scegli latticini senza zucchero o senza lattosio, come il latte di mandorle, il latte di cocco o lo yogurt greco senza zucchero, al posto dei prodotti lattiero-caseari tradizionali. Queste alternative sono più leggere e possono aiutare a ridurre l'infiammazione.

✓ Aggiungi ingredienti antinfiammatori come frutta fresca, bacche, noci e semi ai tuoi dessert. Questi ingredienti sono ricchi di antiossidanti e sostanze nutritive che possono contribuire a ridurre l'infiammazione nel corpo.

✓ Utilizza oli sani come l'olio di cocco, l'olio extravergine di oliva o l'olio di avocado al posto dei grassi saturi o idrogenati presenti in molti dolci industriali. Gli oli sani contengono acidi grassi benefici che possono aiutare a combattere l'infiammazione.

✓ Sperimenta con spezie antinfiammatorie come la curcuma, lo zenzero, la cannella e il cardamomo per aggiungere sapore ai tuoi dessert. Queste spezie non solo danno un tocco di gusto, ma hanno anche proprietà antinfiammatorie.

Ricorda sempre di fare attenzione alle porzioni e di bilanciare i tuoi dessert con una dieta equilibrata e uno stile di vita sano. Con queste sostituzioni intelligenti, puoi goderti i tuoi dessert preferiti in modo più salutare e antinfiammatorio.

<u>Ecco alcune ricette per snack dolci e salati</u>:

1. Energy balls al cioccolato e mandorle

- 1 tazza di mandorle

- 1/4 di tazza di cacao in polvere

- 1/4 di tazza di burro di mandorle

- 1/4 di tazza di sciroppo d'acero o dolcificante naturale

- 1 cucchiaino di estratto di vaniglia

- Una presa di sale

Metti le mandorle nel frullatore e frulla fino a ottenere una consistenza granulosa. Aggiungi il cacao in polvere, il burro di mandorle, lo sciroppo d'acero, l'estratto di vaniglia e il sale. Frulla fino a ottenere un impasto omogeneo. Prendi piccole porzioni di impasto e forma delle palline con le mani. Metti le energy balls in frigorifero per almeno 30 minuti prima di servire.

2. Hummus di ceci con bastoncini di verdure

- 1 lattina di ceci sciacquati e sgocciolati

- Succo di 1 limone

- 2 cucchiai di tahini (pasta di semi di sesamo)

- 1 spicchio d'aglio tritato

- Sale e pepe q.b.

- Bastoncini di verdure (carote, sedano, peperoni) per servire

Metti i ceci, il succo di limone, il tahini, l'aglio, il sale e il pepe in un frullatore e frulla fino a ottenere una consistenza cremosa. Servi l'hummus con i bastoncini di verdure come snack salutare e antinfiammatorio.

3. Cracker integrali con formaggio di capra e pomodori secchi

- Cracker integrali o di grano intero

- Formaggio di capra

- Pomodori secchi tagliati a pezzetti

Spalma il formaggio di capra sui cracker integrali. Aggiungi i pomodori secchi tagliati a pezzetti sopra il formaggio di capra. Servi i cracker come uno snack salato e saporito.

4. **Spiedini di frutta con salsa allo yogurt**

- Frutta fresca a cubetti (fragole, ananas, melone, uva, kiwi)

- Yogurt greco leggero

- Succo di limone

- Dolcificante naturale a piacere (miele, sciroppo d'acero)

Infila i pezzi di frutta su spiedini di legno o di metallo. In una ciotola, mescola lo yogurt greco con un po' di succo di limone e dolcificante naturale a piacere. Servi gli spiedini di frutta con la salsa allo yogurt come snack dolce e rinfrescante.

5. **Guacamole con chips di mais integrali**

- Avocado maturo

- Succo di limone

- Pomodoro a cubetti

- Cipolla rossa tritata

- Coriandolo fresco tritato

- Sale e pepe q.b.

- Chips di mais integrali per servire

Schiaccia l'avocado in una ciotola e aggiungi il succo di limone per evitare che annerisca. Aggiungi i pomodori a cubetti, la cipolla rossa tritata, il coriandolo fresco, il sale e il pepe. Mescola bene. Servi il guacamole con i chips di mais integrali per uno snack salato e cremoso.

6. Biscotti alle mandorle e cocco senza glutine

- Farina di mandorle

- Cocco grattugiato senza zuccheri aggiunti

- Uova

- Miele o dolcificante naturale a piacere

- Estratto di vaniglia

In una ciotola, mescola la farina di mandorle, il cocco grattugiato, le uova, il miele o il dolcificante naturale e l'estratto di vaniglia fino a ottenere un impasto omogeneo. Prendi piccole porzioni di impasto e forma dei biscotti su una teglia rivestita di carta da forno. Cuoci in forno preriscaldato a 180°C per circa 15-20 minuti, o finché i biscotti sono dorati. Lascia raffreddare completamente prima di gustarli come uno snack dolce e croccante.

7. Muffin alle carote e noci

- Farina di mandorle

- Carote grattugiate

- Noci tritate

- Uova

- Miele o dolcificante naturale a piacere

- Cannella in polvere

In una ciotola, mescola la farina di mandorle, le carote grattugiate, le noci tritate, le uova, il miele o il dolcificante naturale e la cannella in polvere fino a ottenere un impasto omogeneo. Versa l'impasto in stampini per muffin rivestiti di carta da forno. Cuoci in forno preriscaldato a 180°C per circa 20-25 minuti, o finché i muffin sono dorati e cotti al centro. Lascia raffreddare leggermente prima di gustare i muffin come uno snack dolce e nutriente.

8. **Chips di cavolo riccio al forno**

- Foglie di cavolo riccio

- Olio d'oliva

- Sale e pepe q.b.

- Paprika dolce (opzionale)

Taglia le foglie di cavolo riccio in pezzi di dimensioni simili. Disponi le foglie di cavolo riccio su una teglia rivestita di carta da forno. Condisci con olio d'oliva, sale, pepe e paprika dolce, se desiderato. Cuoci in forno preriscaldato a 180°C per circa 10-15 minuti, o finché le chips di cavolo riccio sono croccanti. Lascia raffreddare completamente prima di gustarle come uno snack salato e leggero.

9. **Pancake proteici alle banane**

- Banane mature schiacciate

- Uova

- Proteine in polvere (vaniglia o cioccolato)

- Cannella in polvere

In una ciotola, mescola le banane schiacciate, le uova, le proteine in polvere e la cannella fino a ottenere un impasto omogeneo. Scalda una padella antiaderente a fuoco medio-basso e versa l'impasto per formare i pancake. Cuoci i pancake da entrambi i lati fino a doratura. Servi i pancake proteici con frutta fresca o uno sciroppo leggero come uno snack dolce e nutriente.

10. **Pudding di chia al cocco e frutti rossi**

- Latte di cocco

- Semi di chia

- Dolcificante naturale a piacere (miele, sciroppo d'acero)

- Frutti rossi freschi o congelati

In una ciotola, mescola il latte di cocco, i semi di chia e il dolcificante naturale. Copri la ciotola e mettila in frigorifero per almeno 4 ore o durante la notte Una volta che i semi di chia hanno assorbito il liquido e si sono addensati, mescola bene il pudding di chia. Prendi dei bicchieri o delle ciotole e crea uno strato di pudding di chia seguito da uno strato di frutti rossi freschi o scongelati. Ripeti l'operazione fino a esaurimento degli ingredienti, creando uno strato finale di frutti rossi sulla parte superiore.

Metti i bicchieri o le ciotole in frigorifero per almeno 1-2 ore prima di servire. Goditi questo dolce fresco e nutriente come uno snack dolce e pieno di antiossidanti.

11. **Bocconcini di frutta al cioccolato fondente**

- Frutta fresca a cubetti (fragole, banane, mirtilli, ananas)

- Cioccolato fondente senza zucchero

- Nocciole tritate (opzionale)

Fai fondere il cioccolato fondente a bagnomaria o nel microonde seguendo le istruzioni del prodotto. Prendi pezzi di frutta fresca con uno stuzzicadenti e immergili nel cioccolato fondente fuso. Metti i bocconcini di frutta su un piatto rivestito di carta da forno e spolvera con nocciole tritate se desiderato. Lascia raffreddare il cioccolato fino a solidificazione prima di gustare i bocconcini di frutta come uno snack dolce e indulgente.

12. **Pudding di cioccolato e avocado:**

- Avocado maturo

- Cacao in polvere senza zucchero

- Latte di mandorle non zuccherato (o altra bevanda vegetale)

- Dolcificante naturale a piacere (miele, sciroppo d'acero)

In un frullatore, mescola l'avocado maturo, il cacao in polvere, il latte di mandorle e il dolcificante naturale fino a ottenere una consistenza liscia e cremosa. Versa il pudding di cioccolato e avocado in coppette e metti in frigorifero per almeno un'ora per farlo raffreddare e addensare. Servi il pudding di cioccolato e avocado come dessert delizioso e salutare.

13. **Gelato alla vaniglia senza lattosio**

- Latte di cocco in lattina

- Vaniglia in polvere o estratto di vaniglia

- Dolcificante naturale a piacere (miele, sciroppo d'acero)

Metti il latte di cocco in frigorifero per almeno 24 ore. Prendi solo la parte solida del latte di cocco, scartando la parte liquida. In una ciotola, mescola la parte solida del latte di cocco con la vaniglia e il dolcificante naturale. Metti il composto in una macchina per gelato o in un contenitore e congela fino a ottenere la consistenza desiderata. Servi il gelato alla vaniglia senza lattosio come dessert rinfrescante e cremoso.

14. **Tortine di mele senza glutine**

- Farina di mandorle

- Farina di riso integrale

- Mele a cubetti

- Uova

- Dolcificante naturale a piacere (miele, sciroppo d'acero)

- Cannella in polvere

In una ciotola, mescola la farina di mandorle, la farina di riso integrale, le mele a cubetti, le uova, il dolcificante naturale e la cannella fino a ottenere un impasto omogeneo. Versa l'impasto in stampini per tortine e cuoci in forno preriscaldato a 180°C per circa 20-25 minuti, o finché le tortine sono dorate e cotte al centro. Lascia raffreddare leggermente prima di gustare le tortine di mele senza glutine come dessert delizioso e salutare.

15. Mousse di fragole

- Fragole fresche

- Latte di cocco in lattina

- Dolcificante naturale a piacere (miele, sciroppo d'acero)

- Succo di limone

In un frullatore, mescola le fragole fresche, il latte di cocco, il dolcificante naturale e il succo di limone fino a ottenere una consistenza liscia e vellutata. Versa la mousse di fragole in coppette o bicchieri e metti in frigorifero per almeno un'ora per farla raffreddare e addensare. Decorala con fragole fresche prima di servire come dessert leggero e profumato.

16. Biscotti al cocco e mandorle senza zucchero

- Farina di mandorle

- Cocco grattugiato non zuccherato

- Uova

- Dolcificante naturale a piacere (miele, sciroppo d'acero)

In una ciotola, mescola la farina di mandorle, il cocco grattugiato, le uova e il dolcificante naturale fino a ottenere un impasto omogeneo. Prendi piccole porzioni di impasto e forma dei biscotti sulla teglia rivestita di carta da forno. Cuoci in forno preriscaldato a 180°C per circa 12-15 minuti, o finché i biscotti sono dorati. Lascia raffreddare completamente prima di gustare i biscotti al cocco e mandorle come dolce leggero e croccante.

17. Budino di semi di chia al cioccolato

- Latte di mandorle non zuccherato (o altra bevanda vegetale)

- Semi di chia

- Cacao in polvere senza zucchero

- Dolcificante naturale a piacere (miele, sciroppo d'acero)

In una ciotola, mescola il latte di mandorle, i semi di chia, il cacao in polvere e il dolcificante naturale. Copri la ciotola e mettila in frigorifero per almeno 4 ore o durante la notte, finché il budino di semi di chia si addensa. Mescola bene il budino di semi di chia prima di servire come dolce al cioccolato nutriente e ricco di fibre.

18. Crostini di Ceci al Rosmarino e Pepe di Cayenna

- 400 g di ceci in scatola, sciacquati e scolati

- 2 cucchiai di olio extravergine di oliva

- 1 cucchiaino di rosmarino fresco tritato

- 1/2 cucchiaino di pepe di Cayenna (o a tuo gusto)

- Sale q.b.

Preriscalda il forno a 180°C. In un mixer o robot da cucina, aggiungi i ceci, l'olio extravergine di oliva, il rosmarino, il pepe di Cayenna e il sale. Frulla gli ingredienti fino a ottenere una consistenza liscia e omogenea. Assaggia e aggiusta di sale e pepe secondo il tuo gusto personale. Prepara una teglia da forno foderata con carta da forno. Prendi l'impasto di ceci e forma delle piccole palline. Schiaccia leggermente le palline per formare dei dischi. Disponi i crostini di ceci sulla teglia da forno. Cuoci in forno preriscaldato per circa 15-20 minuti, o fino a quando i crostini sono dorati e croccanti. Sforna i crostini di ceci e lasciali raffreddare leggermente prima di servire.

19. Chips di Zucchine al Timo e Paprika

- 2 zucchine medie

- 2 cucchiai di olio extravergine di oliva

- 1 cucchiaino di timo secco

- 1 cucchiaino di paprika affumicata

- Sale q.b.

Preriscalda il forno a 180°C. Taglia le zucchine a fette sottili, preferibilmente con l'aiuto di una mandolina per ottenere fette uniformi. In una ciotola, mescola l'olio extravergine di oliva, il timo secco, la paprika e il sale. Aggiungi le fette di zucchine nella ciotola e mescola bene per distribuire uniformemente il condimento. Disponi le fette di zucchine su una teglia da forno foderata con carta da forno. Cuoci in forno preriscaldato per circa 15-20 minuti, girando le fette a metà cottura, fino a quando le chips di zucchine sono croccanti e leggermente dorati. Sforna le chips di zucchine e lasciale raffreddare leggermente prima di servire.

20. Croccanti di Avena e Frutta Secca al Miele

- 1 tazza di fiocchi di avena

- 1/2 tazza di frutta secca mista (noci, mandorle, nocciole, ecc.),

  tritata grossolanamente

- 2 cucchiai di semi di lino

- 2 cucchiai di semi di girasole

- 2 cucchiai di miele

- 1 cucchiaio di olio di cocco fuso

- 1 cucchiaino di cannella in polvere

- Pizzico di sale

Preriscalda il forno a 180°C. In una ciotola grande, mescola insieme i
fiocchi di avena, la frutta secca tritata, i semi di lino e i semi di girasole.
In una piccola ciotola, sciogli l'olio di cocco e il miele insieme. Versa
la miscela di olio di cocco e miele sulla miscela di avena e frutta secca.
Aggiungi anche la cannella e il pizzico di sale. Mescola tutto insieme
fino a ottenere una consistenza omogenea e tutti gli ingredienti sono
ben amalgamati. Prepara una teglia da forno foderata con carta da
forno. Prendi piccole porzioni dell'impasto e compattale per formare
dei croccanti. Disponi i croccanti sulla teglia da forno, lasciando uno
spazio tra loro. Cuoci in forno preriscaldato per circa 15-20 minuti, o
fino a quando i croccanti sono dorati e croccanti. Sforna i croccanti e
lasciali raffreddare completamente prima di servire.

Capitolo 12 - Come scegliere gli alimenti giusti al supermercato

La spesa al supermercato è un momento cruciale per seguire con successo la dieta antinfiammatoria. Fare scelte informate durante la spesa è fondamentale per selezionare gli alimenti giusti che sosterranno il tuo obiettivo di ridurre l'infiammazione nel corpo e migliorare la salute complessiva.

Una delle prime cose da considerare durante la spesa è la qualità degli alimenti. Cerca di acquistare prodotti freschi, preferibilmente biologici, che sono privi di pesticidi e altre sostanze chimiche dannose. Gli alimenti biologici spesso contengono più nutrienti e meno sostanze infiammatorie rispetto a quelli convenzionali.

Inoltre, leggere attentamente le etichette degli alimenti è fondamentale per fare scelte informate. Fai attenzione agli ingredienti aggiunti come zuccheri raffinati, oli idrogenati, additivi artificiali e conservanti. Evita alimenti con ingredienti che possono aumentare l'infiammazione nel corpo.

Preferisci alimenti freschi e non processati. Concentrati sugli scaffali dei prodotti freschi, come frutta e verdura, carni magre, pesce, legumi, noci e semi. Cerca di evitare cibi confezionati, snack trasformati, cibi pronti o surgelati che spesso contengono additivi, grassi saturi e zuccheri raffinati.

Oltre agli ingredienti, prestare attenzione anche alle fonti di provenienza degli alimenti. Cerca di acquistare carne e pesce provenienti da fonti sostenibili e allevamenti etici. Scegli frutta e verdura di stagione, preferibilmente locali, che sono più freschi e ricchi di nutrienti.

Un'altra strategia utile durante la spesa è pianificare i pasti in anticipo. Fai una lista degli alimenti che hai bisogno e acquista solo ciò che è necessario per evitare sprechi e scelte impulsive. Concentrati sui cibi che sono consigliati nella dieta antinfiammatoria e cerca di essere creativo nella preparazione dei pasti.

Infine, ricorda che la spesa al supermercato è solo il primo passo. Una volta a casa, assicurati di conservare e preparare gli alimenti in modo adeguato a preservare i nutrienti e massimizzare i benefici per la salute.

Con una spesa consapevole, puoi creare una dispensa che supporta la tua salute e il tuo benessere.

Ecco alcuni suggerimenti su come navigare nei corridoi del supermercato durante la spesa per seguire la dieta antinfiammatoria:

✓ **Inizia dal reparto prodotti freschi**. Dirigiti verso il reparto dei prodotti freschi, come frutta e verdura. Cerca frutta e verdura di stagione, preferibilmente biologica, che sono ricche di antiossidanti, vitamine e minerali che aiutano a combattere l'infiammazione. Scegli una varietà di colori per ottenere una gamma completa di nutrienti.

✓ **Scegli proteine di alta qualità**. Nel reparto delle carni e del pesce, opta per carni magre, come pollo senza pelle e tacchino, e pesce ricco di omega-3, come salmone, sgombro e sardine. Evita carni processate e insaccati che spesso contengono additivi e conservanti.

✓ **Preferisci i cereali integrali**. Nella sezione dei cereali e dei carboidrati, cerca opzioni a base di cereali integrali come farro, quinoa, avena, riso integrale e pasta integrale. Evita prodotti che contengono farine raffinate e zuccheri aggiunti.

✓ **Scegli grassi sani**. Nella sezione degli oli e dei grassi, opta per oli sani come olio d'oliva extravergine, olio di cocco e olio di avocado. Evita oli idrogenati e parzialmente idrogenati, che possono innescare l'infiammazione nel corpo.

✓ **Leggi attentamente le etichette**. Prenditi il tempo di leggere le etichette degli alimenti. Cerca ingredienti artificiali, zuccheri aggiunti, grassi saturi e oli vegetali poco sani. Evita cibi confezionati che contengono additivi e conservanti. Presta attenzione anche alle dimensioni delle porzioni per mantenere il controllo delle calorie e dei nutrienti.

✓ **Evita i corridoi centrali**. I corridoi centrali del supermercato sono spesso pieni di cibi confezionati, snack trasformati, dolci e bevande zuccherate. Cerca di limitare il tempo trascorso in questi corridoi e concentra la tua spesa sugli alimenti freschi e naturali.

✓ **Fai una lista della spesa**. Prima di andare al supermercato, fai una lista degli alimenti che hai bisogno. In questo modo, sarai più focalizzato e meno incline a fare scelte impulsive. Concentrati sugli alimenti consigliati nella dieta antinfiammatoria e utilizza la lista come guida durante la spesa.

Ecco alcuni consigli su come leggere le etichette degli alimenti per fare scelte più salutari e antinfiammatorie:

✓ **Controlla la lista degli ingredienti**. La lista degli ingredienti si trova di solito sulla confezione dell'alimento. Inizia leggendo gli ingredienti in modo da conoscere esattamente cosa contiene il prodotto. Cerca di evitare alimenti con un elenco lungo di ingredienti, soprattutto se contengono additivi, conservanti o nomi complicati che non riconosci. Opta per alimenti con ingredienti semplici e naturali.

✓ **Fai attenzione al contenuto di zuccheri**. Controlla la quantità di zuccheri presenti nell'alimento. Cerca alternative a basso contenuto di zuccheri o dolcificate naturalmente. Evita alimenti con un alto contenuto di zuccheri aggiunti, che possono aumentare l'infiammazione nel corpo. Ricorda che lo zucchero può comparire con diversi nomi, come sciroppo di mais ad alto contenuto di fruttosio, zucchero di canna, sciroppo di malto, melassa, ecc.

✓ **Scegli alimenti a basso contenuto di sodio**. Controlla il contenuto di sodio nell'alimento. Un eccesso di sodio può contribuire all'infiammazione nel corpo. Cerca di optare per alimenti a basso contenuto di sodio e cerca alternative più salutari per il sale, come le spezie e le erbe aromatiche.

✓ **Valuta il contenuto di grassi**. Leggi la quantità di grassi presenti nell'alimento e presta attenzione al tipo di grassi. Evita alimenti ad alto contenuto di grassi saturi e idrogenati, che possono aumentare l'infiammazione. Scegli invece alimenti con grassi sani come gli acidi grassi omega-3 e gli oli vegetali sani come l'olio d'oliva extravergine.

✓ **Considera la dimensione delle porzioni**. Osserva la dimensione delle porzioni indicate sull'etichetta. Spesso, le etichette mostrano i valori nutrizionali per una porzione specifica. Assicurati di considerare le dimensioni delle porzioni quando valuti il contenuto calorico e nutrizionale dell'alimento.

✓ **Guarda il contenuto di fibre**. Cerca alimenti con un alto contenuto di fibre. La fibra è un nutriente importante per ridurre l'infiammazione e favorire la salute digestiva. Opta per alimenti integrali, come cereali integrali, frutta, verdura, legumi e semi, che sono ricchi di fibre.

✓ **Presta attenzione alle dichiarazioni di salute**. Fai attenzione alle dichiarazioni sulla confezione che promuovono benefici per la salute. Assicurati di leggere attentamente queste dichiarazioni e confrontale con gli ingredienti e i valori nutrizionali dell'alimento. Ricorda che le dichiarazioni sulla confezione possono essere pubblicità e non sempre riflettono la realtà.

Ecco alcuni consigli per fare la spesa a budget e mangiare in modo antinfiammatorio senza rompere la banca:

➤ **Pianifica i pasti in anticipo**. Prima di andare al supermercato, pianifica i pasti per la settimana. Prendi nota degli alimenti necessari e crea una lista della spesa. In questo modo, sarai meno propenso a fare acquisti impulsivi o a comprare cibi non necessari.

➤ **Cerca offerte e sconti**. Consulta i volantini degli sconti e i coupon per trovare offerte sui prodotti che ti interessano. Acquista frutta e verdura di stagione, poiché tendono ad essere più abbordabili. Sfrutta anche le promozioni sulle proteine come carne, pesce o legumi.

➤ **Opta per cibi non processati**. Gli alimenti non processati tendono ad essere più economici rispetto ai cibi confezionati. Scegli cereali integrali come riso integrale, avena o pasta integrale, che sono spesso più convenienti rispetto alle loro controparti raffinate. Prepara i pasti da zero utilizzando ingredienti freschi, in modo da risparmiare sui costi e controllare gli ingredienti.

➤ **Scegli proteine economiche**. Cerca alternative economiche per le proteine. Ad esempio, i legumi come fagioli, lenticchie e ceci sono una fonte economica e nutriente di proteine. Scegli tagli di carne meno costosi ma ancora sani, come il petto di pollo o il tacchino, invece di carni più costose come il filetto.

➤ **Sfrutta gli alimenti di base**. Concentrati sugli alimenti di base che sono economici e versatili. Ad esempio, la frutta e la verdura fresca, le uova, il latte, lo yogurt, i cereali integrali, i legumi secchi e gli oli sani come l'olio d'oliva possono essere parte di una dieta antinfiammatoria senza dover spendere molto.

➤ **Cucina in grandi quantità**. Prepara pasti in grandi quantità e conservali per i pasti futuri. In questo modo, risparmierai tempo e denaro preparando i pasti in anticipo e eviterai di dover acquistare cibi pronti o da asporto.

➤ **Esplora il mercato contadino**. Visita i mercati contadini locali o i negozi di alimenti naturali. Spesso, questi luoghi offrono prodotti freschi e locali a prezzi accessibili. Inoltre, puoi negoziare con i venditori per ottenere un prezzo migliore sui prodotti.

<u>Ecco un esempio di lista della spesa antinfiammatoria che può aiutarti a ricordare gli alimenti chiave da acquistare:</u>

Frutta e Verdura:

- Mele

- Bacche (fragole, mirtilli, lamponi, ecc.)

- Agrumi (arance, limoni, lime, ecc.)

- Avocado

- Pomodori

- Spinaci

- Carote

- Peperoni

- Cavolo

- Sedano

- Cetrioli

- Zucchine

- Cipolle

- Aglio

Proteine:

- Salmone

- Sgombro

- Sardine

- Pollo senza pelle

- Tacchino senza pelle

- Uova

- Legumi (fagioli, lenticchie, ceci, ecc.)

- Tofu

Cereali e Carboidrati:

- Riso integrale

- Quinoa

- Farro

- Avena

- Pasta integrale

- Pane integrale

Latticini e Alternative Vegane:

- Yogurt greco

- Latte di mandorla

- Formaggio di capra

- Formaggio a pasta dura

- Burro di mandorle o di arachidi

Noci e Semi:

- Mandorle

- Noci

- Semi di lino

- Semi di chia

- Semi di girasole

- Semi di zucca

Oli e Condimenti:

- Olio d'oliva extravergine

- Olio di cocco

- Aceto di mele

- Spezie (curcuma, zenzero, peperoncino, cannella, ecc.)

- Erbe aromatiche (origano, basilico, prezzemolo, ecc.)

Bevande:

- Acqua

- Tè verde

- Tisane senza caffeina

- Latte vegetale non zuccherato

Snack:

- Frutta secca

- Barrette di semi e frutta

- Cracker integrali

- Popcorn non zuccherato

- Verdure tagliate (carote, sedano, peperoni) con hummus

Questa lista della spesa ti offre un punto di partenza per selezionare gli alimenti antinfiammatori chiave durante la spesa. Ricorda di personalizzarla in base alle tue preferenze e necessità dietetiche.

Se pensi che questo libro ti sia piaciuto e ti abbia aiutato ti chiedo solo di dedicare pochi secondi a lasciare una breve recensione su Amazon!

Grazie mille

Isabella Fischer